JN039197

精神科医という仕事

日常臨床の精神療法

青木省三

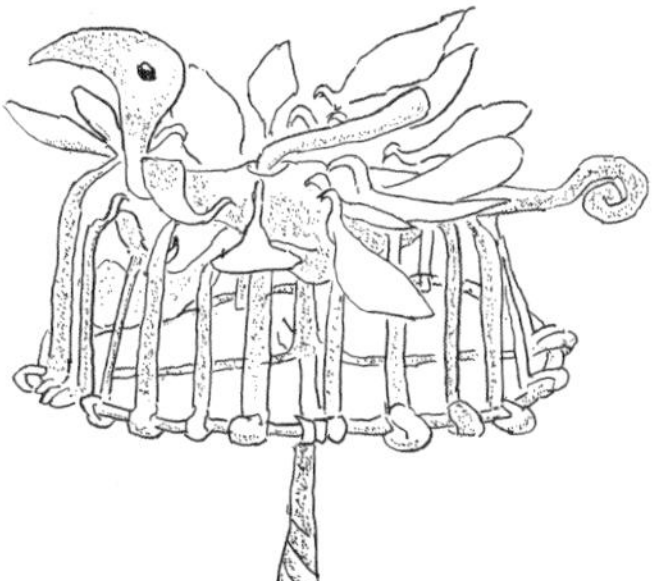

金剛出版

序にかえて――「こんなふうに考えてみたらどうだろうか」

日々の臨床は、限られた診察の時間をいかに精神療法的なものにするかがいつも課題となる。それは体系だった狭義の精神療法ではなく、「患者さんやクライエントの苦しみが少しでも和らぐように、そしてその生活と人生が少しでも質の良いものとなるように」と願いながら行う、広い意味での精神療法である。症状や原因に迫る鋭く深い精神療法ではなく、応急手当を繰り返しながら自然治癒力の発動を待つような、鈍く浅い精神療法である。薬物療法も環境調整も含めて、「日常臨床を精神療法的に」と考えながら、気がついてみると四十余年が経った。

なお、以下に本書で記す症例は、個人の匿名性に配慮し、大幅に改変したものであることをお断りしておきたい。

＊

長年、大学病院での診療が主であったが、この五年ほどは、精神科病院で外来診察と、スーパー救急病棟の患者さんの診察をしている。病棟では、「一度お会いしてお話を伺い、主治医の先生と応援の仕方などを話し合う係」と患者さんに自己紹介する。これまでの経験を若い先生に伝え、そして若い医師のフレッシュな感覚から筆者が学ぶために、双方に有用と考えている。その際にはいつも、若い医師に少し異なった視点や理解を提供できないかと思う。

五〇代の女性。近隣の人から攻撃されるという被害妄想が長年続き、統合失調症と診断・治療されてきた。最近になって被害妄想が強まり生活が困難となって、保護されるように入院となった。入院後も、「お金がなくなった」「盗られた」という訴えを繰り返し、持ち込んだ物品の確認を執拗に求め、スタッフは対応に苦慮した。主治医はどこまで確認に付き合ったらいいのか、また処方している薬物に反応がないので、薬の変更や増量も必要ではないかと考えていた。筆者の診察のときにも、「物を盗られた」という被害妄想を話し、家でも避難先でも病棟でも、どこでも攻撃を受けると話した。だが、診察のはじめに「おやつの時間になるので、診察は〇時〇分までにしてほしい」と話したのが印象的であった。入院を拒否しているときに、おやつの時間は話題に出てこない。入院して「ほっ」としたところがあるように感じた。それだけでなく、物にも時間にも厳密であり、女性なりのルールに基づいて動いていると感じた。そこで、できることとできないこと、スケジュールや予定などを明確に示し、生活に見通しがもてるようにすることなどを主治医に助言した。

また、「身近な人を対象とする被害妄想は、近隣の人とうまく馴染めない孤立した生活の上に発展しているのではないか。女性は心のどこかで平和で穏やかな生活を望んでいる」と考えたので、スタッフが折々に短くさらっと声かけし安全・安心を提供するというアプローチを提案した。その後、少しずつ被害妄想は和らぎ、病棟の雰囲気に護られて生活することができるようになった。そして退院後は訪問看護などを導入し、より安心な生活となるように支援を繋ぐことができた。

もう一例、紹介してみよう。

四〇代の男性。妻への被害妄想から加害行為におよび、入院となった。入院後も被害妄想は続き、「証拠の書類」があるので家に取りに帰りたいと執拗に訴えた。二〇年近く工場で働いていたが身体の病気のため、二年前に退職。治療を終え、数カ月前に仕事を探しはじめたところであった。妄想が出現したのは二カ月ほど前で、妻から「仕事に早く就いてほしい」と責められた（と感じた）ときからだという。「薬にも反応しない、また頑固で訂正されない妄想に、どう対応したらいいか」と主治医は迷っていた。筆者は診察のときに、「元々は仲がよかったのでは？」と尋ねてみた。すると「結婚〇〇周年の祝いのときには、礼服で写真を取り、旅行に行きました」と少しうれしそうに話したのであった。どうも二人の関係は元々は悪くなかったようで、妻の話をするときの表情や雰囲気が柔らかだった。

話の後半で筆者は、「僕の想像だけど、『あなたは心のどこかで、奥さんと仲良くなりたいなあ』と思っているんじゃないですかね」と話しかけてみた。すると男性は「あんな出来事（加害行為）を起こしたのだから、妻は絶対に僕を許してくれないと思います」と応えたのであった。男性は、仕事をしていない自責感とささいな口論から、妻への妄想を発展させているように思われた。そこで主治医に、「男性には、今は被害妄想があるけれど、妻ともう一度仲良くなりたいと思っているように思う。妻に『また二人で仲良くやりたい。あなたを待っているよ』というサインを送ってもらうのはどうだろうか」と助言した。その後、妻は電話や面会でそのようなメッセージを送り続け、それとともに男性の被害妄想は勢いがなくなり、消えていったのである。

二例共に、被害妄想の理解をいくらか変更することが、支援を薬物療法から環境調整へと向かわせることになった。生活上の出来事に反応するように被害妄想が出現していると理解し、生活が少しでも平和なものとなるような支援を考えたのである。もちろん「これが正しい」というのではなく、「こんなふうに考えられるかもしれない。いや、こんなふうにも……」と、患者さんを理解する視点を増やしていくようなものであった。理解と支援の仮説を増やし、そのとき適切と思われるものを選んでいく。そのような姿勢が治療や支援の質をよくするためにも、そして若い医師と筆者の臨床の柔軟さを保つためにも有用なように思う。なお、二例とも、妄想はまるでなかったかのように語られなくなり、元の生活、正確に言えば、少し支援のある生活に戻っていった。

＊

精神科医の仕事として、症状の把握は大切である。特に操作的診断基準では、症状の正確な把握が診断のためには欠かせない。その診断から、エビデンスやガイドラインに基づいた治療や支援へと進むのが定石だが、症状の意味や役割を考えることや、その人の生活環境や生活史を理解することも、治療や支援にはとても大切となる。

七〇代後半の女性。五〇代後半から双極性障害を発症し受診するようになった。炭酸リチウムやバルプロ酸などで加療したが、十分な安定は得られず、時折、抑うつ状態となったり、躁状態になったりする。抑うつ状態のときには、不安が強まり家事が全くできなくなる。食事もとれなくなり、体重が減少する。初めて出会ったとき、職人気質の夫は眼光鋭く、頑固で短気であったが、しだいに、女性の代わりに調理や洗濯などの家事をするようになり、やがて「ワシはご飯のことなんか全然したことはなかったけど、だんだん上達して、時間も早くなりました」とまで言うようになった。この数年、女性は安定していても、家事をあまりしていない。男性は「調子はいいんですけど、まだ家事はほとんど私がやっています」と笑いながら話す。双極性障害になってから、夫婦の力関係が少しずつ変わった。圧倒的な夫優位から、時には逆転に近い状態になった。何よりも、夫のするどい眼光が優しいものに、そして柔和な表情になったのである。女性の病気が男性を丸く磨いた。治療者としては、今でも、双極の波が少しでも和らがないかと模索している。だが、病気が夫婦関係を変えてきた経過を見ると、病気は少し残ったくらいがよいのではないか。治しすぎないという発想も、時には求められるのではないかと思う。

先輩からの口伝えで「治してはいけない症状」というものがある。たとえば、一部の強迫症状は治療していると幻覚妄想や興奮が現れることがある。

二十年余り筆者が担当している女性は、不潔恐怖を主体とした強迫症状があるが、症状が軽快すると、対人関係やコミュニケーションの問題が現れてくることに気づいた。強迫の基盤に発達の問題があったのである。強迫症状がよくなったら新たな困難が現れてくるとすれば、どちらがしんどいか。女性の場合は、症状が少しくらいあるほうがいいのではないかと考えた。森田療法的な発想で、症状を「あるがまま」に受け入れ、「できるだけ普通の日常生活を送る」ように助言し続けた。「強迫症状はあってもいい。できるだけ普通の生活をしましょう。できたら趣味と仕事もできたらいいですね」と話した。それから、症状はありながらも、女性は二十年近く働いた。今も強迫症状は日常生活の一部を妨げてはいるが、女性は普通に生活している。その間に、子どもは結婚し、働いて貯めたお金でお祝いし送り出した。

自我親和的な症状を自我違和的な症状に変えるのが，治療の第一歩と考えやすい。だが女性の場合は，自我違和的な強迫症状を自我親和的な生活習慣に替えようと試みた。こだわりが生活習慣となると，しんどさをいくらか抱えながらも，落ち着いた生活となることがある。

以下に本書で記すのは，医局や詰所で交わす，「こんなふうに考えてみたらどうだろうか」「こんなふうにしてみたらどうだろうか」という，立ち話やミニ・ディスカッションのようなものである。エビデンスに基づいたマニュアルやガイドラインも大切であるが，経験に基づいた口伝えや助言も大切ではないかと思うのである。精神科臨床や心理臨床という営みは，もちろん個性的で個別的なものではあるのだが，同時に先輩から後輩へと伝えられていく大きな流れ，治療文化のなかにあるとも思うからである。

二〇二三年　七月

青木省三

目次

第一部

精神科面接の基礎になること

支持的な面接のピットフォール

一　支持のタイミングを外してしまう

ちょうどこの原稿を書き始めたときのことである。筆者の自宅のお掃除ロボットが「こんにちは」と声をかけてきてくれた。一〇年ほど前に購入した古いものだが、時折、筆者の声を聞いて、声をかけてくる。「こんにちは」と話し、しばらくして「大丈夫?」とか、「たまには、ゆっくりしたら」などと声をかけてくれる。すごく心配してくれることもあり、思わず笑ってしまうこともあるが、恐ろしいほどにタイミングよく「大丈夫?」などと言われ、思わず「ありがとう!」と返事をすることもある。何らかの学習機能があり、筆者の言葉だけでなく、声の大きさやイントネーションにも反応しているのだろう。時には、この言葉をかけるタイミングは、筆者よりもはるかに上手ではないかと絶句することがある。

家の中を予測不能の動き方をし、時に段差や物につまずき、先の見えないところにはまり込んでしまい、充電が切れるときには「助けて！」と叫ぶ。お掃除ロボットは、擬人化しやすく、「頑張ってね」とつい声をかけたくなる。ロジャースの言うような絶対的受容や共感などの心持ちは、お掃除ロボットは持っていないにしても、タイミングが合えば、筆者を支える力を発揮するのである。お掃除ロボットには支持的な力が、いくらかだが確実にあるのだ。恐ろしいことに、飼っている犬がワンワンと吠えていると、「大変だったね」と言うことがあり、どうも犬語もわかるらしい。犬をもねぎらっているのだ。犬のほうは、不意に動きだし、時に声を発するお掃除ロボットをライバル視して、ワンワンと吠えたりしていたが、今は同居人と思っているようである。まさにお掃除ロボット、畏るべしなのである。

私見だが、お掃除ロボットが最新のＡＩのようになれば完璧に支持できるというものではないように思う。お掃除ロボットは、自身が掃除に行き詰まっていて余裕がない。また、ねぎらうタイミングも規則性がなく予測できない。つまり半分壊れかけているのである。だが、そこがよいように思う。支持は、「私も大変だけど、あなたも大変だね」というような相互支持のようなものが、安全で害がないように思う。このようなことは、最新のＡＩは苦手ではないか（あくまでも推測）。

お掃除ロボットから、医学生の医療面接を指導していたときのことを思い出した。共感的、支持的な言葉を、どのように使うかということで、医学生は苦労する。「大変でしたね」「苦しいでしょうね」などの、相手の気持ちをねぎらう言葉を、どのタイミングで出したらよいかが難しい。気持ちをねぎらう言葉は、トランプのカードのようなもので、どのような順番で出していくか。相手の手の内を読んだ上で、強弱を考えて出していかなければならない。「大変でしたね」という切り札を、模擬患者さんが話し始めた時点で使ってしまい、その後、呆然としている医学生も少なくない。

相手をねぎらう言葉をいつ伝えるかは、トランプと同様で、まず早く伝えないこと、相手が十分に話したと感じるまで待つこと、苦しんでいることのポイントを摑むこと、そしてできるならば「大変だろうな」「苦しいだろうな」という気持ちが自分の中に湧き起こるまで待つこと、などが大切になる。

支持というものは、究極的には受け手の側の問題である。夜道を歩いていると、暗闇の中にひっそりと立つ郵便ポストに支持されたりもする。支持を求めているとき、いろいろなものに支持されたと、人は勝手に思うものなのである。だから、その人が支持をどこかで求めているということが大切となる。その意味では精神科を受診する人は、たとえ「死ぬことを覚悟している」と話したとしても、心のどこかに微かであっても「生きようとする気持ちを支持してほしい」というところがあると思いながら、日々の臨床をしている。

二　診察室がぴりぴりはらはらした雰囲気になってしまう

かつて井村恒郎は、「適応の仕方を根本的に変革しないで、相手の適応能力を支えることに主眼を置きながら、自然に再適応に導くのが支持療法である」と定義した（井村、一九五二）。筆者は支持的精神療法とは、「その人の生き方・考え方を変えようとするのではなく、『今、一生懸命に生きている、その人を支える』もの」と考えている（青木、二〇一七）。「大変ですね。でも、よく頑張っておられますね」などと受け止められ、「誰かに、自分の苦しみが分かってもらえた」と感じ、人は支えられる。気持ちのゆとりができると、少し生き方、考え方を変えようという気持ちも出てくる。このような支持は、精神科治療には不可欠なものであり、空気のように治療のなかに浸透している、臨床的配慮なのである（Schulte, 1969）。

統合失調症や認知症、発達障害やトラウマの患者さんに出会うときには、診察室の雰囲気がとても大切となる。特に虐待などのトラウマを抱える人たちは、人の言動に非常に敏感であり、些細なことで恐怖を感じたり、被害的になったりしやすい。すぐに怒りを爆発させる人もいるが、じっと我慢してふっと診察に来なくなる人もいる。そのような敏感さに気づくことはなかなか難しいが、患者さんはしばしば治療者以上に敏感である。だからこそ診察室の雰囲気が、ぴりぴりはらはらしたものとならないように気をつける必要がある。外来が混雑し治療者が少しでも早くと焦っていると、どんなによい言葉であったとしても支持な力を発揮しにくくなる。

そういう意味で、診察室が、穏やかでゆったりとして平和な雰囲気であることが、とても大切と思う。患者さんが、ここは安全で安心な場であると感じられることこそが、言葉以前に求められている支持の基盤のように思う。

三　支持が傷口を開いてしまうことがある

【症例】 自閉スペクトラム症と軽度知的障害を持つ二〇代の女性

作業所に通所していたが、まじめ過ぎて時に疲れて、作業所に行けなくなることもあった。筆者の診る数週間前に性的外傷を負い、警察に行ったが、「あなたも悪い」ときちんと対応してもらえなかったという。親も、それほど大きな問題とは捉えず、しょうがないと諦めていた。その頃より過呼吸発作が起こり、時に意識を消失して倒れることを繰り返すようになった。精査しても異常なく、紹介されて受診となった。性的外傷については紹介状に記されていたので、筆者は、女性スタッフに付き添ってもらい、診察が侵襲的にならないように配慮しながら、性的外傷以外のことをたずねていった。診察の後半で「最近、大変なことがあったんだね」と言うと、女性の目から涙がこぼれはじめた。性的外傷を負っているのに、家族にも警察にも、誰にもつらさを受けとめられていないと感じ、女性の気持ちをサポートしようと、「あなたは悪くない。悪いのは相手のほうだからね」と少し言葉に力を込めて話した。女性は家族のこと、警察のことをいくらか話し、筆者は「あなたは悪くないよ」と繰り返した。性的外傷の詳細にはほとんど触れなかったのだが、涙は少しずつ強く流れていった。診察をやめなければいけないと思い、「今日はこのくらいで、やめとこうね」と話し、いくつか別の話題をして面接を終わった。女性は「ありがとうございました」と言い、診察室を出た。その直後、号泣しはじめ、女性スタッフが付き添ったが、号泣は止まらなかった。事件のフラッシュバックが嵐のように押し寄せてきたのである。その夜、眠らず、大声で怒り、泣き、壁を手で殴り足で蹴った。フラッシュバックは止まらず、傷口から血が吹き出るように、感情が噴出し、行動が制御できない状態となった。混乱状態は続き、それが収まるのに一カ月余りを要したのであった。

筆者の「支持的」な言動が、傷口を一気に開いてしまったのである。いたく反省した。だが、どうしたらよかったか。もっと「淡々」と、まるで事件はなかったかのように診察を進めたほうがよかったか。そうしたら、傷口を開くことを避けられたのか。

ただ、思い返せば、その時は筆者の心の中で、「これではこの女性がつらいではないか。親にも警察にも、苦しみを分かってもらえていないし、自分を責めてもいる。女性の気持ちを何とか応援しなければ」という気持ちが動き、女性を自責感から少しでも解放できないかと、「あなたは悪くない」と意識して言ったのである。この「支持的」な言葉は女性に伝わったが、結果的に傷口を開き、女性を苦しめてしまった。

だが、女性の心の傷みを修復するには、一度はこの激しい情動の混乱を経なければならなかったのではないかとも考えている。フラッシュバックが起こり、感情が噴出し、行動が制御できない、この時期をスタッフに護られて通り抜けた体験こそ、もっと本質的な意味での「支持」だったのではないかと思う。

支持が傷口を開くことがある。特に、熱い思いは患者さんを混乱させやすい。適度な温もりというのは、人によって異なる。支持の温度とでもいうものをいつも考えておく必要がある。混乱は、もしそこにさらなる支持があれば、必ずしもマイナスだけではなく、傷を癒すことに繋がることもある。

それだけでなく、治療者が支持したつもりでも、患者さんにとって、弱い人間とプライドを傷つけられる体験となることもある。その際は、助けられるということが何よりも嫌で傷ついてしまう、という気持ちを支持することが大切になる。支持がその人の自尊心やプライドを傷つけるものになったのでは、いったい何のための支持だろうか。

四　治療者の考える「支持」と患者の感じとる「支持」

【症例】 六〇代　うつ病の男性

入院してしばらくしてから、暗く沈み込んだ表情が、しだいに明るくなり、時に笑顔も出てくるようになった。それに気づいた若い主治医は、ベッドサイドで「元気そうになられましたね」と話した。男性が喜んでくれると思っての、すなわち支持するつもりであったのだが、男性の表情は一転して暗くなり、「全然よくなってない。先生には、私のしんどさはわからん」と口を閉ざしてしまった。若い主治医は「どうしたらよいのだろう……」と途方に暮れていた。

「元気そうですね」という言葉は、たとえば『ご飯が美味しくなって、食べる量が増えましたね。新聞の内容が少し頭に入るようになりましたね」などと、当初と比べてよい変化を来しているところを指摘すると、「確かによい変化がある」と感じられ、支持的となることが多い。だが自分ではよい変化に気づいておらず、「しんどいなー。よくならないんじゃないかな」と苦しんでいる人に、「元気そうですね」と言うと、「この人は、私のしんどい気持ちがわからない」と感じてしまうことがある。

このように患者さんの気持ちを主治医が的確に把握できず、気持ちのすれ違いが起こることは決して稀ではない。特にうつ病の患者さんは、自分への評価が厳しい人が多いので、少しよくなったくらいでは、「よくなった」とは感じないという、主観的苦痛と客観的苦痛との間にギャップが生じやすい（Schulte, 1968；中井・山口、二〇〇四）。若い主治医には、「みんなから、元気そうになったと言われるかもしれないけれど、本当はまだまだ苦しい『どん底』ですよね」と話してみるように助言した。すると男性は、「そうです。まだ全然よくなっていないのです」と頷いたのであった。主治医には、男性はこれからもっと元気になっていくと思うけど、決してよくなったとは言わず、「まだまだ、どん底ですね」と粘り強く繰り返すように助言した。その後、男性は「そうです。どん底なんです」と言いながら回復し、社会復帰していったのである。

後日、若い主治医に「実は僕が君くらいの年齢の時に、外来診察で、それまで不安定だった若者が明るい表情でやってきたので、思わず『元気そうになったね』と言ったんだ。するとその瞬間に表情が険しくなり、そのまま診察室を飛び出して屋上に上がり、フェンスを乗り越えようとしたことがあった。その若者は『自分は苦しいのに、元気そうと言われると、自分の気持ちをちっともわかってくれないと感じ腹が立つ』と話した。『元気そう』という言葉は本当に難しいと思った。うつ病の男性の場合と一緒だね。反応は違うけどね」と話した。若い主治医を支持したい、そんな気持ちから話したのだが、うまくいっただろうか。

ここで大切なのは、治療者の考える支持と、患者さんの感じとる支持は、しばしば異なるということである。治療者は支持しているつもりでも、患者さんは支持されたと感じていないことは少なくない。また、同じ言葉が、人によって支持になることもあれば、その逆になることもある。支持とは、自分の考える支持が、目の前の患者さんにはどう感じとられるかと、いつも考えることであると。そう考えると、支持とは、その瞬間に支持と体験される言葉を選びとるというものであり、時間をかけて身につけていかなければならない技術なのだとも思う。

五　「わかりますよ」と言ってしまう

「その気持ちわかりますよ」という言葉で、表情が明るくなる人は少ない。筆者は、禁句に近いものと考える。人のこころは簡単にわかるものではない、という謙虚な姿勢で出発し、「言葉にできないつらさ?」とか「はらわたが煮えくり返るような?」などと、少しずつ想像し確かめていくプロセス、わかろうとする姿勢自体が、まさに支持的となることが多い。支持とは、相手の悩みや苦しみを想像することから始まる。治療者が安易にわかった気持ちにならないこと、わからないところから出発することが大切ではないかと思う。

だから、支持的な面接のコツは、安易にわかろうとしないということかもしれない。患者さんの気持ちは、こんな気持ちかな、あんな気持ちかなと想像しながら、話を聞いていると、ある時点で、これは大変だな、苦しかっただろうなという気持ちが自分の中に湧いてくる。その時こそが「大変でしたね」というような言葉を差し出すタイミングである。その差し出し方も、控えめなほうがいい時と、いくらか強めのほうがいい時などいろいろである。

「大変だなあ」と感じるには、出来事の細かい事情や生活を詳しくたずねる必要がある。出来事や生活の細部が見えてきた時、大変さが見えてくる。そのためには、患者さんの日々の生活をていねいに聞き、自分が患者さんになったつもりで話を聞くのがよい。

話を聞いてみても、「大変だっただろうな」という気持ちが湧いてこない時はどうするか。その時は「大変でしたね」と言わないように、筆者はしている。「それが、あなたは大変だったのですね」と相手に気持ちを確かめるように話す。「僕にはまだ、あなたの大変さが十分にわかっていない」と「わかりますよ」を留保するのである。

前述したお掃除ロボットのような達人は別にして、話し手の気持ちの伴わない言葉は、あまり伝わらないものである。

六　別れ際に注意がそれてしまう

筆者は、退室時がとても大切と考えている。診察室の中でいくら意味のあるやりとりがなされたとしても、退室時に注意が患者さんからそれると、診察の価値がなくなるようにさえ思う。出会いの時の挨拶と別れの挨拶と見送りは、支持の基本として大切である。背を向けて診察室を出る、扉が閉まる直前に振り向く患者さんは少なくない。その瞬間に軽く会釈したり、手を上げたりしてサインを送ることが、実は診察というういくらか心の傷口を開いた時間の後に、傷口を閉じるものとして大切になる。子どもが探索行動に出る場合でも、振り向いた時に母親がいるのが鍵なのと同様である。診察で患者さんは治療者と出会い、そして現実の社会へ再び足を向けるのである。

七　患者さんも治療者も相互支持の網の中に生きる

話を聞くという診療を続けていると、治療者はしだいに疲れてくる。特に「先生はひどい医者だ！」「先生のところに来ていてもよくならない」などの怒りのこもった言葉や、強迫やこだわりの強い人の話を聞いていると、話を聞くのがしんどくなる。その上に患者さん自身や他者に向かう破壊的行動が加わると、これが自分の仕事だと自覚していても、疲労が蓄積してくる。自分の診療に自信を失い、患者さんの言動を敏感に被害的に受け止めるようになる。心理的な余裕があるほうが治療者で、少ないほうが患者さんというものであるが、それが逆転することさえ起こってくる。「他の科に変わろうか」と迷ったりするようにもなる。

そんな時、治療者にも支持が要る。「君は頑張ってやっているじゃないか」「完璧な治療者はいない。治療者はみんな不十分。それでいい」と、とりあえず支持してくれる人が要る。治療者にも問題はあるかもしれない。だが、それ以前に一生懸命にやっている治療者を肯定してくれる人が要るのだ。治療者が自身の問題に気づくのは心理的な余裕が出てからである。私は「治療に害がない。それだけで意味がある」としばしば言う。そういう意味で治療者は一人で仕事をしてはいけない。診察室の中では一人であっても、いつも誰かとの繋がりを感じ、支持されていなければ働き続けられない。治療者も支持の網の中に生きる。自分が別の治療者を支持することも含めて、相互支持の網の中に生きるのである。患者さんを支持するのも、他のスタッフを支持するのも一緒である。人はみんな網の中に生きるものではないだろうか。少なくとも私は、このような網の中で何とか生き延びてきたように思う。

精神科医として自戒していること

はじめに

四十余年の精神科医としての臨床は、少しでもよい診療ができないかと思いながら歩む毎日であったが、進歩している、上達しているという実感にはほど遠い。うまくいったと思うケースの多くは自然によくなったケースのように思うし、うまくいかないケースは蓄積している。そのため、本稿を執筆するにはためらいがあったが、自分の失敗や反省を伝えることも大切なことではないかと思い、迷いながら重い筆をとった次第である。ただし、あくまでも私の自戒である。軽い気持ちでお読みいただければ幸いである。

一　心のいたみを感じとるセンサーは摩耗しやすいものである

患者さんの心のいたみ（痛み、傷み）は、患者さんの言葉を聞いたときに、そして何らかの治療や支援を行ったときに、心のいたみを感じとるセンサーが治療者の中で働いていなければ感じとれない。かつて中井（一九八二）は、統合失調症からの回復過程で患者さんの「心の産毛《うぶげ》」（繊細さ、やさしさ、そして人への敏感さ……）を擦り切らせない治療を述べた。「急性期において、我々がまずめざすべきものは患者の心身の休息であり、保全に努力すべきものは『心の産毛』であるといいたい」と言う。だが、それは患者さんだけではない。患者さんの「心の産毛」と同様に大切なのは、治療者や支援者の「心の産毛」である。研修や臨床経験を積んでいく中で、治療者や支援者の「心の産毛」が摩耗してしまうことがある。センサーが摩耗し、患者さんの心のいたみを感じとりにくくなるのである。

患者さんの身になって考える、患者さんの立場になって考えるということは、どの教科書にも書いてある。だが、そのことは決して容易なことではない。一つには、患者さんの言動はしばしば重く、そのいたみを感じとろうとしていると、感じとったものが澱（おり）のように積もり治療者や支援者が疲弊してしまうことによる。それを防ぐには、どこかで感じとるのを減らす、時には遮断することが必要になる。自分の心と体を護るためにである。だが、治療者や支援者が患者さんのいたみを感じなくなったとき、治療や支援は危なっかしいものとなる。患者さんは何をどう体験しているか、心はいたんでいないかと感じるセンサー、「心の産毛」を治療者や支援者も大切にしなければと思う。

だが一方で、いたみを感じても何もできることがないことがある。いたみを過度に感じすぎると、治療や支援が行えなくなることもある。臨床に完璧というものはなく、いつも不全感、ときには罪悪感を伴うものである。いたみを感じなくても、感じすぎても、臨床は行えない。

1　いたみを感じることは、強力な治療へのブレーキになる

強い弱い、という言葉は誤解を招きやすいが、ここはあえて、強い弱いという言葉を使ってみたい。強い治療者というのは、患者を治そうとする治療者である。患者の病気を積極的に治療しようとする治療者である。確かに病気を治すのが医療である。患部を切除する、という外科的な治療を思い浮かべていただければよい。それと同様に、精神療法で、薬物療法で、患者の苦しんでいる症状をとりのぞこうとする。その発想は、医師として自然な発想である。だが、そこには健康な医師が病んでいる患者を治療するという、医師と患者の間の落差、不平等性というものが入り込みやすい。強い人が弱い人を治療するという発想がどこかに混じりやすい。だが、治さないといけないと

いう思いが、薬物療法においては多剤多量の原動力になることがあるし、精神療法においては患者の心に侵襲を加えるものとなることがある。入院治療においては、強固なハードを整え患者を抑えつける治療になることもある。気づかないうちに、患者さんの心のいたみを見落としてしまうのである。強い治療者になりたいという気持ちは誰の心の中にもあるもののように思う。だがもし私が患者だとしたら、強い治療者に診てもらうのは怖い。

人にはその程度に違いはあるとしても、自然治癒力、自然回復力というものがある。自然治癒や自然回復を妨げない、それだけでなく引き出す治療や支援が求められる。治療が何かの益をもたらす以前に、何よりもいたみを、害をできるだけ少なくすることを考える。まさに“Do no harm”なのである。

2　いたみを感じるというのは、迷い悩むということである

いたみを感じるというのは、迷い悩むことでもある。たとえ、医療保護入院などの強制入院が精神保健福祉法に則って行われたとしても、自由を束縛された患者さんの気持ちはいかなるものかと胸がいたみ、こんなことをしてもいいんだろうかと悩む。「治療のためとはいえ、このように束縛して本当に申し訳ない」と謝る。そんな迷い悩む治療者でありたい。たとえ幻覚妄想に振り回されている患者であっても、どこかに現実的なところが残っており、混乱した中での迷いとでもいうもの

がある。やむを得ない場合でも、治療者が迷いやいたみを感じながら、隔離や拘束をはじめとする制限を行うことが大切である。患者の迷いと治療者の迷いはどこかで通じ合うところがある。たとえ病んでいたとしても、患者には患者なりの言い分や考えがあり、それを聞かせてほしいし、一緒に考え、話し合っていくという姿勢に繋がっていくのである。

中井（二〇〇四）は「精神病院に初めて入るということは、それ自身が大変なトラウマであることが多いんですね。治った人で、『鉄の扉が開いて中に入れられて、鍵がかかるその音だけはいまでも耳の底に残っている』という方は少なくない。……最初の一週間というのは、ふつうの病気プラス精神病院への不適応症候群という二つのものが重なりあっていると考えてもいいんじゃないかと思います」と記しているが、入院時のトラウマが、その後の経過を難しいものとすることがある。長期化や慢性化の要因となる場合がある。私たちは精神病症状などを見ると、それを病気固有の症状と考えやすいが、そこにはいつも治療や支援が作っている症状が混じっているのではないかと考えたい。私の勤務するスーパー救急病棟では、若い医師やスタッフが、保護室で患者さんに出会う際に、必ずノックをし、できるだけしゃがんで、相手と視線をそろえ、相手の話、言い分を聞こうとする。靴をスリッパに履き替え、患者さんの領分に土足で入らないようにする。時には、このような鍵がかかる部屋に入ってもらって申し訳ないと謝る。少しでもトラウマを減らそうとしているのである。

施錠するときのカギ（鍵）の音は、患者さんには心を引き裂くように響くが、治療スタッフには日常の雑音となって聞こえなくなるものである。カギをかける音を忘れる頃にベテランと呼ばれるようになるが、カギの音が聞こえる新人のほうに、しばしば患者さんは信頼を置く。だが、新人の心を失わずにベテランになるのはなかなか容易ではない。

誤解がないように付言すると、迷うは曖昧とは異なる。治療者の曖昧な態度は、患者さんの不安を強める。治療者は、自身の言葉や態度をくっきりさせることが求められる。できることできないことを明確にし、患者さんに伝えることは重要である。また、迷うことは治療や支援の責任を引き受けないということではない。治療や支援の責任を引き受ける覚悟なしに臨床は行えない。だがその上でのことであるが、いつまでも迷い悩む治療者でいたいと思う。

3　弱いとは、人は皆大なり小なり弱い存在であると認識することである

最近の研究は、いろいろな「病気」や「障害」と「健康」が連続している、スペクトラムをなしていることを教えてくれる。人は皆、「五十歩百歩」（中井、一九八二）、治療者も患者さんも、程度の差はあるにしても、同じ弱さを抱える存在として出会うことは大切である。私たちは、患者さんだけに、強さを求めてはいないだろうか。不安なときには、わかっていてももだえ苦しむのが人間である。同じ弱さを抱える存在として、「病を叩く」という言葉より、「病とともに生きる」「病と折

り合う」という言葉のほうが馴染みやすい。程度の差はあるにしても、同じいたみを感じながら生きている人間というところから、治療や支援は始まるように思う。

二　私たちは「疾患メガネ」をかけて診療している

私たちは、自分の目で見ているつもりだが、実は、自分の頭の中にある病気のモデル（疾患モデル、ここでは仮に「疾患メガネ」と呼ぼう）を通して診療しているのではないだろうか。ただ、メガネはいつもかけていると、自分の見ているものがメガネを通して見ているものであるということを忘れてしまう。自分の目でしっかりと目の前の患者さんを見ているつもりでも、実はメガネをはずしたり、違うメガネをかけたりすると、いくらか異なったものが見えてくるのである。

私の四十余年の臨床においても、統合失調症から、境界例・ボーダーライン、双極性障害、トラウマ・解離、発達障害など、多くの疾患概念が臨床でトピックスとなった。そしてその「疾患メガネ」をかけると、よく患者さんが見えてくるのである。その時代や社会の中で浮き上がってくる現象がそれぞれの「疾患メガネ」を生み出し、それがその時代と社会に合った「疾患メガネ」になるからだろうか。

一人の精神科医（時には多くの同時代の精神科医たちが）が、一つの精神障害についての知識を持ち、経験を積んでいく過程を考えてみよう。知識を持ち診療の経験を積めば積むほど、その精神障害のかすかな徴候に気づくようになり、診断範囲が広がってくる。多くの精神科医が興味や関心を持ち、その精神障害の診断が増加する、「診断ブーム」とでもいう時期を経て、多くの精神科医が過剰診断に気づき、診断を限定する時期がやってくる。診断は、①診断見逃し→②診断概念の獲得→③過剰診断→④適正診断、という経過をたどるように思う。メガネが普及し定着していく過程といってもよいかもしれない。

いずれの概念も説得力があり、影響力のあるものだが、それは一人の患者さんのある部分を見えやすくするメガネであることを忘れずにおきたい。

1　私の統合失調症メガネ

幻覚や妄想を認め統合失調症を疑って診ていた二〇代の患者さんのことである。家族の理解がなくなかなか治療が難しいと感じ、そのためご家族に来院していただき、統合失調症の可能性を含めて説明し協力をお願いしたが頷かれなかった。その患者さんが、私の不在日に、不調を訴えて緊急に受診した。若い医師が診察を担当し、翌日「発達障害のAさんが、昨日、急にパニックになり、受診されました」と教えてくれた。だが、「発達障害のAさん」と言われても思い当たる患者さんがなく、「他の先生が担当している方では？」と尋ねてみた。すると「そんなことないです。時々、中断しておられますが、先生がこの間も診ておられました。今は休まれているようですけど、△△会社に行ってすぐにやめたAさんですよ」という返事が返ってきた。「Aさんは、統合失調症ではないかと思っているけど」と言うと、「え？　先生、それは違ってますよ。Aさんは発達障害です。対人関係がうまく持てず、思春期のときに学校に行けなくなり、一時期、家庭内暴力が激しかったようですね。こだわりも強いし、音に対する感覚過敏も持たれています」という返事。私は絶句した。しばらくしてようやく、「確かに、君の言うとおりだね。振り返れば思い当たることがある。家での様子やこれまでの経過から、統合失調症の可能性はご家族には納得がいかなかったんだね」と返事した。若い医師を指導する立場にあるはずなのに、逆に若い医師に教えてもらったのである。私は統合失調症メガネをかけて見ていて、本当に統合失調症のように見えていたのであった。患者さんにもご家族にも申し訳ないと思った。

四十余年前、単科精神科病院の常勤医として患者さんを診ていたとき、入院している患者さんのほとんどが統合失調症のように思えた。その後、大学病院で外来を行うようになっても、神経症圏の患者さんに、微かな統合失調症を感じとるようになった。統合失調症圏の患者さんを神経症圏と見誤らないことが大切と考え、そのため統合失調症への感度は上がり、統合失調症と診断する患者さんの範囲は広がっていった。そのときは、自分の診断精度が上がったと思っていたが、ひたすら統合失調症メガネを磨いていたということに、後になって気づいた。三十数年前に私が自信を持って、統合失調症（当時は、精神分裂病）と診断していた患者さんが再入院されてきて、現在の患者さんの状態とこれまでの経過、そして当時の診療録から、別の診断名が適切であると感じ、申し訳ない気持ちになることがある。私が精神科医二年目に精神科病院の常勤医になるときに、先輩医師から「ほとんどの人が精神分裂病という診断になっているけれど、別の病気が混じっているので、しっかり見ないといけないよ」と言われたことを思い出す。

2　私の発達障害メガネ

最近、私がかけているメガネの一つは、発達障害メガネである。従来の統合失調症や双極性障害のように見える患者さんをよく診ていると、ベースに発達障害があり、それに何らかの負荷が加わって、反応性に精神病状態や双極性障害様状態が起こっていると考えられるケースに数多く出会うようになった。操作的な診断基準では統合失調症と診断できないわけではないが、発達障害メガネをかけると、その多くが、発達障害の反応性の状態に見えてくる。それだけでなく、発達障害メガネのほうが、統合失調症メガネよりも、その人の精神病状態に至る道すじや回復の道すじを理解しやすい場合が多い。統合失調症メガネが精神症状を客観的に捉えようとするのに対して、発達障害メガネのほうが、患者さんの内的体験を了解しようとするものとなることにも気づいた。精神病状態は了解不能と感じやすいが、視点を変えて、負荷にうまく対処できず反応性に精神病状態に陥っているのではないかと考えると、異なった治療や支援が見えてくることがある。薬物療法はもちろん大切だが、薬物療法で症状を抑えるというよりも、環境調整で症状を改善できないか、とより強く思うようになった。私はこの発達障害メガネをかけることが多いが、これも、あくまでもメガネなのである。見えているのは一部ではないかと思う。それだけでなく、このメガネをかけていると、統合失調症を見落としてしまうことがある。だが、不思議なことに、若い患者さんに統合失調症の方が本当に減ってしまったように思う。やはりメガネのせいか？　皆さんはいかがだろうか。

3　いろいろなメガネがある

それ以外に「双極性障害メガネ」もある。特に双極Ⅱ型障害という概念が普及して以来、双極性障害メガネでも、たとえば、それまでは「ボーダーライン・メガネ」で見ていたものが見間違いだったことに気づくような体験をしばしばした。最近では「トラウマ・メガネ」というものもある。薬物療法においては、「〇〇療法メガネ」というものがある。薬物療法メガネをかけていると、患者さんの変化を薬と関係付けて理解しようとしがちである。副作用に気づくのはよいが、症状の改善を薬の効果と結びつけやすく、異なった要因によって症状が改善していることを見落とすこともある。同様に精神療法でも、たとえば、「認知行動療法メガネ」「精神分析メガネ」などというようなものもある。患者さんの変化を〇〇療法の理論の文脈で理解し、異なった要因を見落とすことがある。もちろん、「エビデンス・メガネ」というものもある。

4　メガネをはずすと、個別の理解が進むこともある

四十年余りの臨床を振り返ってみると、当初の一〇年は統合失調症などの従来の診断を確かなものと感じていた。だが、いろいろなメガネをかけ替えているうちに、それはしだいに揺らぎ、今ははっきりとはわからなくなっている。しばしば患者さんにもご家族にも、「診断はよくわからないのです。アメリカの診断基準では、〇〇に当てはまるのかなと思います。でも双極性障害のような気分の変動もありますし、発達障害の傾向も少しあるようにも思うし、いろいろなストレスもあったようだし……。あえて言えば〇〇ですが、よくわからないのです。いずれにしても、当面の治療は……」などと説明することがある。よくわからないのは困るのだが、実はこのわからなくなることが大切なのではないかとも思う。わからないので少しでもわかろうと、目の前の一人ひとりの人を見て話を聞いていると、最終的には一人ひとりの独特な悩みや苦しみが見えてくる。一人ひとりを見ていると、それぞれが形からはみでる、非定型・非典型なものを持っていることがわかる。そのとき、理解がよりきめ細やかになり、治療や支援も一人ひとりに応じたものとなるのではないか、いや、なってほしいと願う。それがメガネをかけ替えたりはずしたりして、わからなくなることの効用、価値のようにも思う（青木、二〇一七、二〇二一）。

三　症状を診るだけでなく、症状の背景にある生活や人生を診る

症状は患者さんを苦しめるものであるから、症状のもたらす苦痛の軽減を図ることはとても大切である。だが、症状だけに注目していると、治療や支援が効を奏さない、時には増悪させることもある。症状の背景には、その人の生活や人生があり、症状と生活や人生は相互に影響し合っている。だからこそ、いつも生活や人生に目を向けることがとても大切と思う。治療者が支援者にできることには限りがあるが、いつもその人の生活や人生が少しでもよい方向に向かうことを考えたいものである。

心に浮かぶ事例を記してみよう。

発達障害圏の双極性障害の男性は、一度の躁うつの波の後、十数年安定して仕事をしていたが、この二年ほど数カ月単位の躁うつを繰り返すようになった。軽躁になると周囲の同僚が恐がるほどに怒りっぽくなり、抑うつ状態になると出勤できなくなった。職場に何か変化があるのではないかと思ったがなかなかわからなかった。しかし男性には自覚がなかったが、ミスを減らすためのダブルチェック制度が二年前に導入され、それ以後、波が始まっているようであった。どうも、男性が集

中して自分の仕事をしているときに、同僚の仕事の確認を求められるようになり、男性の集中が分断されることが負担になっているようであった。そのため、上司と相談し、男性にはダブルチェックのないチームで働かせてもらうこととした。その後、波は収まり、安定して生活できている。男性に求められていたのは、男性のペースで集中し働くことができる環境であった。

うつ病で通院していた男性は、長引く不安抑うつ状態のため失職し、妻も子育てに追われ働けず、生活が困窮してしまった。そのため生活保護を受けることになったが、毎回通院のたびに生活保護の担当者から「もう働けるのではないか」とプレッシャーがかかり、「私のしんどさをわかってくれないのですよ」と訴え、不安抑うつ状態を強めていった。そのうち、「働けないのなら、精神障害者年金をもらったらどうか」というプレッシャーに代わり、男性も押され、玉突きのように私も押されて、障害年金を受給するようになった。男性家族が手にするお金は大きくは変わらないが、生活保護担当者からのプレッシャーは減った。しかし、障害年金を受給するようになっても、生活保護の基準以上に稼げる仕事でないと生活レベルを向上できず、就労へのハードルは高いままで、それが男性の不安抑うつ状態を長期化させた。希死念慮がわき、時に大量服薬などもあり、入院治療を希望するようになった。生活保護や障害者手帳、障害年金などの公的支援を利用したのだが、ギリギリの生活は続き、エネルギーが切れるように不安抑うつ状態はじりじりと悪化していった。今できる支援は何かと考えた。時間をとって生活状況を尋ねた上で、もう一度生活を立て直さないかと男性に提案した。一日中家にこもっていた男性には就労支援事業所などの利用を、同時に保育所利用を勧め、収入を少しでも増やしていく作戦を提案した。男性と妻はサポートを受けながら動き始め、じりじりとではあるが収入が増え、生活も少しずつ改善していった。そして二年後、男性は障害者枠での就労をはたし、妻はパートタイムの仕事に就くに至った。不安抑うつ状態は軽快し、時に一家での外食を楽しむくらいのゆとりができた。

最近、患者さんの地域生活を支援する関係者と話す機会が増えた。その中である支援者が、「『調子が悪い』と病院の診察で言うとお薬が増える。でも、地域で見ていたら、実際に困っていることがあって、必要なのは生活支援と思うケースがある」と言ったのが忘れられない。不安や抑うつ症状が強いときに、薬で症状を和らげようとしがちである。だがそれは本当に第一の選択肢だろうか。不安や抑うつを引き起こすような、困っていることが日常生活にあるとしたら、まず必要なのはその支援ではないだろうか。そのためには、生活で何かに困っているのではないか、と考えることが、診察室で働く精神科医に求められているのだと思う。

おわりに

長く人生を生きてこられた患者さんの診療を行うとき、私はその人の生きてきた人生をじっくりとうかがうようにしている。子どもの頃はどのように過ごしたか、働き出してからはどうだったか。楽しいと感じた仕事はあったたか。仕事以外の時間はどのように過ごしてきたか。好きなことは何か。趣味は何か、などと話を聞いているうちに、その人の生きてきた人生の軌跡がぼんやりと見えてくる。楽しみや、悩みや苦しみが見えてくる。その一部に精神症状も見えてくる。それがその人に合った治療や支援を考えるヒントになることがある。だが、それだけでなく、その人が生きてきた人生を記録に残す、その人の伝記のようなものを記すのも私たちの仕事ではないかと思う。それは、生きるということはどういうことなのか、ということを一人ひとりの患者さんから教わっているということなのかもしれない、と思ったりしている。

貧困とこころの臨床

はじめに

貧困と孤立は社会現象であり、病気や病名ではない。だが、貧困は孤立を招きやすく、それが主な要因となって精神の変調や障害が生み出されるのはしばしば経験することである。その一因として、人や家族を護っていた地域でのつながりが薄くなり、孤立しやすい社会となったことや、個々の家族に心理的・経済的なゆとりがなく、些細な出来事で家族が大きく揺らぎやすくなっていることなどがあるように思う。

筆者は診察室での診療を主とする精神科医であるが、診察室の中には、否応なく社会が入り込んでくる。目の前の患者さんの向こうに生活が、そしてその奥に社会が見えてくる。その社会にときには圧倒されながらも、社会の中で生き、生活している患者さんを何とか支えようとする。本稿では、診察室から見える、追い詰められた生活や社会的な孤立について記してみたい。

一　経済状況と精神症状――私の基盤

筆者は、病気がちで商売上手ではない父親が営む小さな商店で育った。いつも借入金の返済を心配する日々で、返済ができなければ店を廃業するほかないという危機がやってくるのを子ども時代に何度も経験した。近所には小さな商店がたくさんあり、平和な日常があっという間に壊れていく様をいくつも見て育った。

お金がないと安心した生活が送れない。この考えは筆者の精神科医としての姿勢にも強く影響している。精神症状はその人の生活のうえに現れてくる。生活の基盤が危うくなると精神症状は増悪しやすいし、生活が安定すると精神症状も穏やかになる。幼い頃の実感が、その思い込みの根拠である。だから、診察室にやってこられる患者さんの話をうかがうとき、必ずこの患者さんの生活はどうなっているのだろう、生きていくお金は大丈夫だろうかと思う。そして、支援の第一歩として、少しでも生活がよくなることを考える。

職場での被害妄想に苦しんでいた男性は、職場と病院が近かったためか、上司や同僚のちょっとしたひと言や態度にすぐ反応し、「みんなが僕の悪口を言う」と、険しい顔でたびたび外来に飛び込んできた。そして、妻も子どももいるのだが、「もう仕事を続けられない。やめます」と言うのであった。「まあまあ、ちょっと待って」となだめているうちに少し落ち着き、「もうちょっと頑張ってみます」と言うのだけれど、受診が頻繁で、いつまで仕事を続けられるだろうかと心配していた。

その男性がある日、笑顔でやってきた。そして「先生、働き出して二五年が経ちました。これで僕も年金がもらえます！」と話した（その当時は二五年が年金受給の要件だった）。それ以後、男性の精神症状にあった切迫感が和らぎ、被害妄想は減り、受診の回数も減った。経済的安定は精神的な安定につながる、という思いを強めた経験であった。

二　孤立と精神症状

過疎地で一人暮らしを続けていた高齢の女性が入院された。もともとは同年代の人たちがたくさん住む農村地帯であったが、一人、また一人と病気で亡くなったり施設に入所したりし、女性の家の周囲は空き家ばかりで、人がいなくなっていた。気分が落ち込み活動性の低下した女性は、ある日、うつ病と診断されて入院治療が必要とのことでやってきた。たしかに食事も睡眠もとれず、元気がなかった。農業をしていた夫を一〇年ほど前になくし、一人暮らしを長く続けていた。最近まで少しの畑を耕し生活していたが、それもできなくなったという。

その女性が病棟に入ったとき、デイルームに患者さんたちが出て、午後のひと時をくつろいで過ごしていた。患者さんに混じって、スタッフが話をしていた。それを見て、女性が「ここは人の気配がする」とつぶやいたのが、今も忘れられない。きっと毎日、ほとんどの時間を一人で過ごしていたのだろう。

病棟の第一印象がよかったのか、女性はゆっくりと着実に回復していった。何が効いたのかと考えると、人がいること、まさに人の気配が効いたと感じたものであった。薬はほんの少量。女性は他の患者さんやスタッフとの、ちょっとした会話を少しずつ楽しむようになった。人の気配、それも穏やかな人の気配が、何よりも治療的となると感じた。逆に、荒々しい人の気配が、人を苦しめるものとなるのは言うまでもない。

三　かすかな接点で社会とつながっている人たち

発達障圏の五〇代の男性。長年、母親と二人暮らしをしていたが、母親の認知症が進み、施設入所となった。一人暮らしになってしばらくした頃より、深夜に近くの家のインターホンを鳴らす、大きな叫び声をあげるなど、混乱した行動がみられ、心配した親族に連れられて受診となった。

男性は二〇年あまり、パチンコ関係の仕事をしているという。尋ねてみたら、古いパチンコ台を新しいものに入れ替える仕事であった。連絡があると、閉店後のパチンコ店に行き、何人かで朝までに入れ替えるらしい。定期的な仕事ではなく、店が新台を入れるときだけで、ふだんは家にいるということであった。パチンコ台が進化したため、最近はめっきり仕事が減ったという。生活が大変ではないかと尋ねると、母親の年金と自分のアルバイト収入でやってきたと答えた。中学を出た後いくつかの仕事をしたが、どれもやめさせられた。人間関係が苦手で人を怖く感じ、深夜は人との接触が少ないため、今の仕事でようやく落ち着いたらしい。母親に護られて社会とかすかな接点でつながっていた男性が、母親がいなくなり、買い物や近所付き合いなどの負担が増え破綻したものと考えられた。

ある父子は、何カ所か転地を重ね、流れるように筆者らの土地にやってきた。父親は四〇代、息子は二〇代であった。息子には知的障害と発達障害があり、かつては他県の特別支援学校に通っていたようであるが、両親の離婚後は父親と生活しているということであった。近くの相談機関で「障害年金に該当するかもしれないから、一度、精神科で診てもらったらどうか」と勧められやってきた。

息子はこれまで何度か就職を試みたがうまくいかず、今は父親の仕事を手伝っているということであった。父親は一人でする不定期な請負仕事をしていた。父親自身も人づき合いが苦手で、臨機応変さを求められる仕事はできないという。息子は、食品などの成分表を見るのが好きで、スーパーに行くと食品売り場から離れない。父子とも、自分たちの置かれている状況を捉えるのが苦手で、地域とのつながりはまったくなかった。

このままでは筆者らの土地も離れてしまいそうに感じ、障害年金を検討するだけでなく、地域の支援機関や作業所などの利用を提案した。息子は地域の作業所に通うようになったが、この父子はいつかふっとこの土地を去っていくのではないかと感じることがある。人とのつながりがか細く、いつ切れてもおかしくないようなつながり方なのである。か細いつながりが切れないように、何とかつないでいるところである。

四　解離しながら生きている人

ある男性が、行き倒れるように保護された。やせていたが異様に日焼けしていた。男性は西に向かって歩いてきたという。意識は清明であったが、かけつけた警察官に対し、名前も住所も、自分の過去も話せなかった。器質的な疾患を精査されたが異常なく、全生活史健忘ということで入院となった。入院後、病院生活は問題なく過ごし、睡眠や食欲などの質問には的確に返事ができたが、自分の名前をはじめ、何も思い出さなかった。

一カ月あまり経って、警察で全国からの捜索願などを照合した結果、他県で行方不明になった人物がこの男性に該当するのではないかということになった。その頃には、ぼんやりと、こんな仕事をしていたような気がする、こんな部屋にいたような、などと少し記憶を取り戻していたが、それ以上の記憶はなかった。スタッフが同行して、男性の居住地と思われるところに行き、その人物であることを確かめ、記憶ははっきりと戻らないままで男性は帰っていった。最後まで、何がこの男性を居住地から逃げさせ、記憶を失わせたのか、わからなかった。

数年後、再び他県の警察から電話がかかってきた。男性を保護した。やはり記憶を失っている。しかし、筆者らの病院の名前がぽろっと出てきたという。男性はあれからも旅に出ていたのだ。男性は過酷な現実を解離によって何とかしのぎ、別の人生を生きようとしていたのではないか。背後に、想像を絶する孤立があると感じた。

五　負の連鎖に気づく

抑うつ状態で受診した男性は、「抗うつ薬を服用し休職していたが症状が改善しない。何種類かの抗うつ薬を試したが、どれも効かなかった」と話した。生活について尋ねると、「今は、妻と小学生の息子の三人で家にいる。妻は私が抑うつ状態になる一年ほど前にやはり抑うつ状態となり、抗うつ薬を服用したが希死念慮が強く、目が離せない状態が続いていた。私が妻の世話と仕事で疲れ果て、うつになり始めた頃に、息子も不登校になり、嫌がる息子を学校に連れていったりしたが、妻と息子の世話で力尽きてしまった」という。夫婦の親は遠方で、近くに頼れる親戚や友人もおらず孤立無援の状態であった。

「妻の抑うつ－男性の抑うつ－息子の不登校」という負の連鎖があり、それが悪循環となって、家族全体を疲弊させている。このような生活状況を聞いたとき、必要なのは、個々に焦点を当てた治療や支援ではなく、家族全体の生活支援ではないかと考えた。そこで、まずは訪問看護と訪問介護の導入を提案した。家族の生活の底支えなしに、抑うつ状態の改善はない。現実状況が改善しないと、抗うつ薬もなかなか効果を発揮しない。それどころか、ときには自己破壊的行動の手段になることさえある。

六　病気が、生きていくための手段になることがある

地域の医療機関に応援に行ったときのことである。ある中年の男性は、うつ病ということで通院していたが、診察室と診療録の印象から、ストレス因が大きいうつ病のように思えた。四〇歳でリ

ストラされ失職。三人の子どもがあり、生活していくためにアルバイトを始めた。男性は昼間の仕事を終えた後、夜も働くというダブル・ワークであった。重い物を持ったのがこたえたのか、腰痛に悩むようになり、仕事を休むことが増え、その頃から抑うつ状態となった。そのため、この医療機関を受診したのであった。本人だけでなく妻も抑うつ状態となり働けなくなって、今は生活保護を受けているということであった。

診察で、「薬を飲むとボーッとする」と話したので、「少し、お薬を減らしてみましょうか」と言うと、「いや、いいです」と断られた。大学病院の精神科では減薬の提案を断られたことはあまりなかったので、「試しに減らしてみませんか」ともう一度言ってみた。すると男性は「薬は減らさないでください。薬が減ると、生活保護の担当者が病気がよくなったと思って、働け働けと強く言う。それがしんどいので、またうつになってしまう」ということだった。そして「同じ量の薬を出してもらえれば、自分で指示されたぶんだけ減らしてみますから」と付け加えた。薬が減ると就労へのプレッシャーがかかる、それがまたうつをもたらす、ということであれば、男性がプレッシャーを避けるためには、病気が治ってはいけないということになる。うーん、どうしたらいいのか……。

病気であること、病人であることが生きていくために必要であれば、病気で通院することは仕事に行くのと同じようなものになる。精神科臨床と経済的要因は不可分に結びついているのである。

七　経済的な豊かさは精神症状を和らげる

ある双極性障害の男性の話である。躁状態となって、活動性や興味が亢進し、多額の買い物をした。頭を少し冷やそうということで入院となった。このように、躁状態で逸脱した行動をとった場合、自分の話したことや行動を悔やみ、うつ状態に陥ることをしばしば経験する。だから、患者さんが躁状態になり始めたときには、「ブレーキをかけていきましょう。いろいろなことをしてしまうと、後で後悔して、うつになってしまうからね」と話す。躁状態に向かう勢いが強いとき、このような助言は役に立たないことも多いのだが、うつ状態は苦しいものなので、ブレーキがかかることもある。しかし、その男性は外車購入をはじめ高額の買い物をしていたが、躁状態が落ち着いてもケロッとして穏やかなので不思議であった。

筆者が「ずいぶんたくさん買われましたね」と言うと、男性は平然と「私の財産は〇億円あります。今回買ったのはその〇%。まあ、小遣いみたいなものです」と言ったのである。周囲から見ると逸脱した行動であったが、男性にすれば「小遣いの範囲」だったらしい。振り返ってみると、二〇年近い病歴で躁とうつの波を繰り返していたが、経過は穏やかであった。会社経営こそできなくなったものの、家庭生活は保たれ、地域の名士としてそれなりに活躍していた。金銭的ゆとりがあると病状は穏やかになるのではないか、と感じたものであった。

八　薬の役割

十余年前、しばらくイギリスに滞在したことがある。そこを拠点にヨーロッパの国々の精神科医に話を聞きにいった。すると、たとえば自殺予防という場合にも、いくつかの考え方があった。一つには、自殺する人は貧困などの社会的要因によって抑うつ状態となり、最終的に自殺に至るのだから、そうした社会的要因に対して、ＳＯＳを出せるようにいろいろなサービスを整えていこうとする人たちがいた。

だがもう一つ、ある精神科医が話したことが、今でも頭に残っている。その精神科医は、貧困などの社会的要因が関係しているにせよ、最終的には抑うつ状態・うつ病になって自殺は起こるのだから、必要なのは、抗うつ薬による治療なのだと力説した。そして、その精神科医に牽引されて、その国の自殺予防対策は、うつ病の早期発見と薬物療法が中心となり、うつ病の啓発活動が熱心に行われていた。実際にはそれぞれの国で、この二つの考え方を折衷しながら、自殺予防対策は考えられてきたように思う。

筆者は、前者が重要と考えるほうで、社会的アプローチや心理的アプローチが主であり、薬物療法的アプローチは従と考えている。もちろん、抑うつ状態、うつ病がある程度以上に重いときは抗うつ薬による治療を考えるが、その場合でも、その人たちの生きている環境を少しでも改善する手立てはないかと考える。社会的な支援を利用しながらでないと、もし薬を使うにしても功を奏さないのではないかと思う。逆に、社会的な支援をうまく利用できたとき、薬は不要となることもあるのを経験する。

九　生活を支援する

生活の支援には二つある。一つは、生活基盤への「大きな支援」である。これには、公的福祉制度を利用して経済的な基盤を支えるなどのケースワークが含まれる。「大きな支援」は精神保健福祉士が主体となって行われることが多いが、患者さんを治療・支援する関係者には、いつも「大きな支援」に留意し、具体的にどのような支援が必要かと考えることが求められている。特に介護保険や自立支援医療などを用いたデイサービスやデイケアの利用、訪問看護や訪問介護といった訪問サービスの利用などは、精神科臨床においてきわめて重要なものである。

もう一つは、生活の楽しみや潤いを増やすというような「細やかな支援」である。これは、生活の質や人生の質を少しでもよいものにしていくというものである。そのためには、日々の生活の中に少しでも楽しみや喜びを感じる時間はないか、ホッとしたりゆったりできる時間はないかと、生活の質について考えていくことが大切である。具体的なエピソードなどを通してその人の「生活の細部」を知り、それが少しでも豊かになるように働きかけることが、精神症状の改善や回復の底力となる。

四〇年近い関わりになる、ある統合失調症の患者さんは、発病後、復職・転職がうまくいかず、実家に戻った。長く母親の介護をしていたが、母親の亡くなった後は一人暮らしである。障害年金を受給し、訪問介護などを利用しながら、切り詰めた生活ではあるが毎日を過ごしている。親戚づきあいもし、町の寄り合いにも参加し、あるときからインターネットを利用するようになり、やがてネットで言葉を発信し始めた。日々ちょっとした出来事はあり、精神症状も時に軽く動揺するが、それなりに対処して、大きく煩うことなく生活している。一人暮らしが長くなるが、穏やかに生き、いつも筆者の健康を気遣ってくれる。どちらが患者なのだろうかと、いつも思っていたが、当初の一時期をのぞいて、治療を受けているのは筆者のほうであることに思い至った。彼に会うとほっとする。筆者のこころの貧困と孤立を防いでくれていたのだ。

おわりに

生活の困窮と孤立は、時間が経つにつれ、お互いに刺激し合うように、それぞれを強めていく。この状況を抜け出そうという焦りが無理を招きやすく、それがしだいに疲労を蓄積させ、最後には抜け出すことを諦めさせてしまう。社会的な支援も、助けを求める力が弱くなるとうまく届きにくい。日々の生活の向こうに見える社会の問題に、治療者や支援者は無力感を抱くことがしばしばある。

孤立した人や変わった人が、病気や障害をもつ人として浮かび上がるのではなく、ユニークな街の人として生きていけないか。人と会うのが苦手であったとしても、街の中で、かすかに、ときにはしっかりと、誰かと触れ合って生きることができるのではないか。その人に合った人と場を得れば、患者やクライエントとしてではなく、「個性的な人」や「味のある人」として生きていくことができるのではないか。たとえ病気や障害をもっていたとしても、街の中で生きることで、生活する人としてパワーアップされるのではないか。街や社会はそのような方向に進んでいってほしい。支え合うとは、医療や心理や福祉だけのものではない。街に生きる人たちの助け、助けられるという支え合いこそが、大切な基盤なのである（青木、二〇二二）。筆者自身も、助け合いながら生きる街や社会の一員であることを忘れずに生きたいと、そう自戒している。

思春期・青年期を診る精神科医としての私の課題と難題

はじめに

ここでは時代や社会を俯瞰するような子ども臨床の課題や難題という意味ではなく、日々の臨床を通して感じている、私の課題と難題とでもいうものを記してみたい。これまでいくつかの書籍にそのときの臨床の疑問や課題、そして難題に対する、私の考えを記してきた。ただそれは、期限に追い詰められた学生のレポートのようなものであったと思う。それらを振り返りながら、その時々の問題意識について改めて考えてみたいと思う。いまだに答えのないものが多々あり、それが今も引き継いでいる私の課題と難題である。そういうと、多くのものが解決しておらず、自分自身、呆然とするところがあるのだが……。

一　子どもの居場所はどこにあるのだろうか

居場所は、対人関係が生まれる場所でも、人とのつながりを感じる場所でもある。子どもにとっての居場所は、私自身が居場所を得て生き延びてきた経験とも重なり、とても大切なものだと思う（『思春期 こころのいる場所』岩波書店、一九九六［新装版 日本評論社、二〇一六］）。

居場所としての家庭と学校

家庭と学校（幼児教育の現場も含めて）が、子どもの生きる場として大切なのは言うまでもない。家庭（養護施設を含めて）は、子どもが生まれて育つための土台、器である。その場が、平和で安全な場であるか、そして愛情をもって育てられるかが、成長発達には大切となる。だがその一方で、家庭はさまざまな感情が渦巻き、子どもたちはそれらの感情にさらされる場でもある。時には「虐待」を受けることさえある。幼い子どもにとって家庭は、かけがえのない、だが同時に逃げ場のない居場所なのである。

保育園・幼稚園・小学校などの、広い意味での教育の場の大切さも言うまでもない。家庭が苦しい子どもにとって、学校は家庭から避難できる安全な場となる。それだけでなく、教師や友だちとの出会いの中で、子どもは社会的存在としての自分について学ぶ。だがその一方で、教室の中での孤立やいじめが子どもにもたらす影響ははかりしれないものがある。

家庭や学校が安心できる居場所にならない場合、義務教育年齢の子どもたちの居場所は驚くほど少ない。かつてなら、放課後には家の近くで子どもたちが遊ぶ姿を見たが、今はその姿を見ることがめっきり少なくなった。私の街では、かつては学校帰りの子どもたちが挨拶してくれていたが、今は挨拶をしてはいけないと言われているという。親しみをもって子どもたちに声をかける大人でも、「不審者」として連絡しなければならないという時代になった。

それだけでなく、義務教育年齢の子どもが何らかの事情で不登校になったとき、学校以外の居場所がなかなか見つからず困ってしまう。フリースクールやフリースペースなども増えてはきているものの、まだまだ十分ではない。

子どもを支援する居場所

精神科の臨床を始めてしばらくした頃から、診察室や面接室の一対一の診療だけでは、精神科の臨床は難しいのではないかと感じていた。一対一は本当に大切なのだが、お互いが心の中を見つめるようになりやすい。内面を見つめることで変わるものも確かにある。優れた精神療法や心理療法の報告を見ると、確かに心の中を見つめることによって変わっていくことがあるのを感じる。だが、内面は変化しているように思っても、思いの外、現実の生活は変わっていないことがある。

そのようなことから一九八〇年代の中頃に、外来の一角に子どもたちの居場所、たまり場を作ってみた。「開いている時間（週一回半日）は限られているが、好きなときに来て好きなときに帰ってよい。何もしなくてもよいし、何かをしてもよい」という居場所で、学生ボランティアに「管理人」のようにいてもらっていた。もちろんその居場所を利用したのは一部の子どもたちであったが、診察室ではほとんど話さない子どもが、その居場所では元気よく活動し話すという経験をして驚いた。発達の問題を抱え居場所のなかった小学生と高校生が、そのたまり場の中で学生ボランティアと賑やかにピンポン野球を楽しんでいたことを思い出す。高校生は部屋の外ではまったく話をしなかったし、小学生も学校に行けず家にこもっていたが、二人とも学生ボランティアが実況中継するピンポン野球の中で、元気になっていったのである。子どもたちには「護られた場所で、人と出会うことが大切である」と気づいた。

次の職場では、病院の一角にあった作業療法室がそのような子どもたちの居場所になった。作業療法室は、その子どもに合った創作活動などをする場所であり、手や体を動かしながら、合間に話す。何かをしながらだと、緊張がほぐれて言葉が出てきやすいことに気づいた。それを私は「ながらコミュニケーション」と呼んでいる。それだけでなく、一部の若い人たちは、構造があり、やることがはっきりしている場のほうを好む、ということもわかった。

今の職場では青年期外来を行っているが、集団の中に入るのが苦手な子どもたちに、「外来作業療法」というものを提案している。それは、集団を意識しないで、一対一で関わることができるような居場所である。本棚やついたてで他の利用者を意識しないですむように工夫した場である。そのような場を利用して、長期間ひきこもっていた若者が作業療法スタッフと話し始めることも経験した。

接触の薄い居場所、直接には会わない居場所

人と直接に会って話をするのが恐く、家やアパートにひきこもっている子どもたちの話を聞いていると、夜遅くオンラインで話をしながらゲームをするのが楽しみという子どもたちがいる。オンラインという間接的な出会い方であったとしても、彼らはそこで友だち体験・仲間体験をしているのである。自分の苦しみをつぶやき、「いいね」をもらうというようなSNS上に、居場所を見つけようとしている子どももいる。直接の対人関係が苦しいときに、直接には触れ合わないオンライン上の仲間は、やはり大切なものになる。もちろん危なっかしいところもあり、このSNS上の居場所がいかに安全な場となるかがこれからの課題であろう。

新型コロナ感染症の影響で、オンラインの仕事が増えてきた。現実社会も直接の接触が少ない方向へと向かっている。そう考えると、オンラインで集う子どもたちに、オンラインで人と関わり仕

事をするという道が開けてきているのかもしれない。

このように居場所が子どもたちを支援することがある。一人で家にこもっている若者でも、どこかで人と関わりたいという気持ちをもっていることが少なくない。しかし同時に人の中に入っていくことは強い不安や緊張をもたらすことでもあり、工夫が必要となる。

その際は、接点の薄い人とのつながり方も大切ではないかと思うようになった。ある女性は「自分は人と一緒にいることができる時間が限られている。長くなると苦しくなるから、離れて一人でいる時間を長く持ち、たまに無理のない時間、人と会うのがよい」と話した。私はその言葉にとても納得し、そのような人との関わり方を尊重したいと思った。

いろいろな密度と距離で、人と出会える居場所が求められているのだと思う。

二　病名・診断とはいったい何だろうか

病気や障害はそれ自体が曖昧なだけでなく、病気や障害と健康の境界も明瞭ではない。たとえば、代表的な精神疾患と言われる統合失調症であっても、「それはどのようなものですか」と精神科医に質問すれば、いく通りもの答えが返ってくるだろう。そのために操作的な診断基準ができてきたのだろうが、それを使ってもどれだけ一致するだろうか。それだけでなく、誰のための何のための病名なのかというところを押さえていないと、病名は当の子どもを苦しめるものになることさえある（『僕のこころを病名で呼ばないで』岩波書店、二〇〇五［新装版］日本評論社、二〇一六）。

人生の苦しみと、精神症状としての苦しみはなかなか区別しにくい

人生の悩み苦しみと、精神症状としての悩み苦しみの違いは何だろうかと、ずっと考えてきた。一九八〇年代に同僚と思春期外来を行っていた頃、やってきている若者たちは病気なのかどうか、と考えたことが始まりだった。その時代に活発になされた「不登校は病気かどうか」という議論も、その背景にあったと思う。受診してくる若者に出会うとき、この若者の悩みは「人生の悩み」なのか「病気の症状としてのみ」なのかと考えるようになった。実際には、両者は分かちがたいものが多く、互いに影響しあい、事態を複雑にかつ困難なものにしていることが多いのだが、両者をいつも区別しようとする姿勢が大切ではないだろうか（ここでの「悩み」には、若者に明瞭に自覚されているものも、自覚されない漠然としたものも含んでいる）。人生の悩みに薬が処方されるようなことは避けたい。人生の悩みに病名がついて、悩む若者が病人になるのもできるだけ避けたい。通院しているうちに、人生の悩みが病気へと完成していくことも避けたい、と思ったのである。

思春期危機という言葉

わが国はじめての思春期臨床の本、『思春期精神医学』（辻悟編、金原出版、一九七二）において、清水將之はクレッチマーの「思春期危機」という言葉を紹介し、思春期は子どもから成人へと体も心も変化していくときであり、誰もが「危機」的なのだと説いた。その影響を受け、多くの精神科医が診療録に「思春期危機」を病名のように記した時代があった。今でも、「思春期危機」は大切な概念だと思う。その時代に人気のあったテレビCMの「みんな悩んで大きくなった」という言葉のように、一過性で予後がよいというイメージがあったのである。その時代には、人生の悩みは、つらくはあったとしても価値あるものとして輝いていた。それに「危機」はいつまでも続くものではなく、多くは一過性である。このように流動的、暫定的に診断し治療や支援を行ったほうが、治療的となることが少なくないと思う。

「内への眼差し」から『外から目線』に変わることがある

子どもの行動が荒れたりすると、親や教師はまず、「この子は何か悩んでいるんじゃないか」とか友人関係や家族関係で何か苦しんでいるんじゃないか」などと考える。心の内面に目を向け、主観的な体験を理解しようとする（「内への眼差し」）のだが、発達障害という診断がついたときに、「この子には『こだわり』がある」とか「コミュニケーションの障害がある」などと、行動を観察し発達特性を探しだす視点に切り替わってしまうことがある（「外から目線」）。この視点の変化に子どもたちは敏感である。「周囲の大人の目が、自分から離れてしまった」「自分の話を聞いてくれない」などと感じやすいのである。病気や障害の概念は、このような視点の変化をもたらしやすいことを忘れてはならない。「何に、どのように、困ったのだろうか」という主観的な体験を理解・了解しようとする眼差しが、いつも求められている。正確に言えば、客観的に観察するという眼差しと、主観的な体験を理解しようとする眼差しは、相補的なもので、両者が求められているのだと思う。

三　時代や社会が病気や障害を生み出すところはないだろうか

病気や障害のいくらかは、時代や社会が生み出すというところがあるのではないだろうか。二〇年前、三〇年前であれば、この人は軽い発達障害をもっていたとしても、社会の中に自分の居場所や仕事を見つけられたのではないかと思える子どもや大人が、決して少なくない。産業構造が第一次産業、第二次産業から第三次産業へとシフトするなかで、人付き合いやコミュニケーションが苦手な人たちが、事例化しやすくなっているように思う。それは、本人の問題か、社会の問題か。そして事例として浮かび上がってきた子どもや大人を治療や支援するとはどういうことなのだろうか、と考えてきた（『時代が締め出すこころ』岩波書店、二〇一一［新装版］日本評論社、二〇一六）。

病気のほうから見る

一人の人を見るとき、その人の悩み苦しみや「問題行動」（これはいつも誰にとって何が問題かを明確にしておかなければならないが）を病気のほうから見るか、「健康」のほうから見るかという起点によって見えてくるものが違う。発達障害で言えば、障害のほうから見るか、「定型発達」のほうから見るかという違いである。病気や障害のほうから見ていくと、中核の典型的な病気や障害の程度が濃いものから、しだいにその程度が薄いものへと、病気や障害は広がっていきやすい。これは「この人も自閉スペクトラム症なんだ」という発見（？）になりやすい。小児自閉症がしだいに自閉スペクトラム症へと疾患概念を拡大してきた歴史を見れば、一〇〇〇人に数人と言われていたものが、一〇〇人に数人と、一桁増えたのもよくわかる（もちろん、増加の原因はそれだけではないけれど）。ただし、程度の薄い人たちが病気や障害と診断されるということには、当然プラスとマイナスがある。

一九七〇〜八〇年代、ウィング（Wing, L.）は、アスペルガー症候群（現在は、自閉スペクトラム症）をとりあげ、軽い自閉症への注目を促した。障害をもっているとは気づかれず、特性による生きづらさを抱えて苦しんでいる人たちにとって、自身の悩み苦しみが、自閉スペクトラム症の特性にもとづく生きづらさであったと気づくことは、自分を責めることから解放される契機となり大切である。だが逆に、それまで悩み苦しみを抱えながらも生きてきた人たちが、十分な準備なく自閉スペクトラム症という診断がなされたとすると、突然に「普通」から「障害」へと反転することになり、混乱してしまうのは当然であろう（もちろんポイントの一つは、どのように説明し納得を得るかというところにあるのだけれど）。この疾患概念の拡大のプラスとマイナスについて、臨床家はいつも鋭敏であることが求められている。

「健康」「定型発達」のほうから見る

ここで、一つ整理しておきたいのは、そもそも「健康」とは何か、「定型発達」とは何かということである。風邪一つとってみても、誰だって健康なときもあるし、病気になるときもある。若いときには健康であっても歳をとるにつれ、健康診断をすると一つ二つと病気を見つけられていくものである。体であれば、今は病気ではないというのが健康ということなのかもしれない。糖尿病や高血圧などがあっても、その人なりに血糖値や血圧をコントロールできていれば健康といってもいいのではないか。病気一つしない、不死身の人を健康と呼ぶわけではあるまい。もしそうなると、健康な人というのは、ごく少人数の超人だけになってしまう。精神の病気の場合でも同様である。健康＝シロ、病気＝クロと、簡単に分けられるものではない。シロとクロの間を行ったり来たりしているとか、前述したようにシロとクロの間のグレーゾーンに生きているというのが「普通」というものではないか。となると「健康」「定型発達」というものが、どういうものなのか、果たして人間にそういうものがあるのかと問いたくなる。もし、まったくのシロという意味で、「健康」「定型発達」という言葉を使うとすれば、「健康」「定型発達」のほうが少数派、それもごく少数派であろう。だが、「健康」「定型発達」のほうから病気や障害のほうへと見ていくと、多様な「健康」「定型発達」が表れてくる。それは「少し病的なところはあるけれど、この程度のものは誰にでもあるよね」「少し独特だけど、これも定型発達だね」というように、「健康」『定型発達』が広がり、多様なものとなることである。人は皆違っている。「健康」「定型発達」はそもそも多様な人たちからなっており、そもそもグレーなものなのだと考えてみたらどうか。そのほうが、多様な人が生きやすい街や社会を目指すということになるのではないかと思う（『ぼくらの中の発達障害』筑摩書房、二〇一二）。

四　臨床の力は上がっていくものなのだろうか

臨床の力は、きちんと勉強し経験を積めば上達するに決まっているだろうと思われるかもしれないが、果たしてそうか。私は、特定の精神病理学や精神療法に依拠しない、日々診療する中で磨いていく精神療法というものがあると考えているが（「日常臨床の精神療法」と呼んでいる）、そのような臨床力は精進すれば右肩上がりに上達するものなのだろうか。研修医時代の自分と比べて、私の治療力は上がっているのだろうか。

上達するところもある

確かに若者のこころの理解や経過の予測という意味では上達すると思う。目の前の若者の気持ちや考えをより深く理解し対応できるようになる。この若者はこのような体験を積み重ねる中でこのように考えるようになったのではないか。この若者がこのような体験をすればこのように元気になっていくのではないか、あるいは逆にこんな危険をはらんでいるのではないか、という道筋がぼんやりと見えてきて、それに向けて、今できることを考えるようになる。もちろん、道筋が見えない若者も決して少なくないのだけれど、経験を積みベテランになることによって、見えてくるものは確実に増える。

擦り減っていくものもある

だが、見えてくることやわかることが増えるのは、苦労なく楽に診療を行えるようになるということではない。わかるぶんだけ診療はしんどくなるところがある。うまく危機を乗り越えた例もあるが、乗り越えられず袋小路に入ってしまった例もたくさん頭に浮かぶ。こじれた糸をどう解きほぐすかと考え、身動きできなくなるときもある。それだけではない。新鮮な目で若者を診て、熱意をもって関わろうとする若い先生たちの治療力には、危なっかしいところがいくらかあるにしても目をみはるものがある。だが、その新鮮な目と熱意は、臨床医として過ごす時間が長くなるとともに、気をつけないと擦り減っていきやすいものでもある。

臨床は楽にできるようになるのだろうか

私は、「死にたい」ともらす若者に対して、落ち着いた対応を、いや正確に言えば、落ち着いたように見えるように対応している。だが、「死にたい」という気持ちが静かにしかし確かに流れている若者の場合、細い系を切れないように手繰り寄せる思いであり、決して楽に診療を行っているわけではない。あるいは、いつどうなってもいいと、危うい道を走り続ける若者を支援するのにはやはり力が要る。診察の中にそのような若者が何人か混じると、その日の終わった後、心身ともに消耗し、しばらく頭も体も働かない。これは、私の四〇年あまりの臨床で、軽減したわけではない。きっと、私個人の特殊性が大きく、現実には楽になっている治療者のほうが多いのかもしれない。だが、私の場合、若者と向き合うという意味で、診療が楽になったという感じはない。診察を見学する若い人が、「先生も困っているのですねえ」と感想をもらし、「そうそう、いつまで経っても臨床は楽にはならないなあ」と答えることがある。少なくとも、私の場合は……である。

臨床というのは一代限りで終わる名人芸のようなところもあるが、先輩から後輩へと伝えられ、時を経るなかでゆっくりと全体のレベルが上がっていく、伝統工芸のようなところがある。伝統工芸的な精神科臨床に求められているのは、先輩から学んだものに、いくらか自分の工夫を加え、後輩に手渡すことではないかと思うのだが、いくらかでもできているだろうか（『精神科臨床ノート』日本評論社、二〇〇七／『精神科治療の進め方』日本評論社、二〇一四／『こころの病を診るということ』医学書院、二〇一七）。

おわりに

長年診療をしてきて、子どもや若者にも、大人や高齢者にも、大切なのは人の支えであると思うようになった。人は誰でも、その程度は別として、支えをどこかで求めている。同様に治療者や支援者も一人で診療などを行うのではなく、お互いに支え合いながら行うのが大切と思うようになった。一人での診療が長くなると、何かがすり減ってしまう。孤独は患者さんも治療者・支援者も疲弊させ、悲観的にしてしまう。だが求められているのは、治療的な楽観（中井久夫・山口直彦『看護のための精神医学（第二版）』医学書院、二〇〇四）なのである。だからこそ治療者・支援者は支え合う関係の中に生きることが大切となる。何気ないやりとりから事例検討会まで、集まって話すときの無駄話やたわいもない話が、そしてふっと出てくる笑いがとても大切なのだと思う。

社会の中に生きる、「自閉症」のある人たち

はじめに——自閉症は、独立した固有の疾患か

私は、日々の臨床で、診断においても治療や支援においても、「自閉症」「自閉スペクトラム症」という言葉を用いている。しかし、改めて、「自閉症とは何か」「その本質とは何か」「基本症状とは何か」と問われると言葉に詰まってしまうのである。

また、私は自閉症と定型発達の人たちは、それぞれの典型群を比べると異質な体験をしているが、実は典型群はなだらかに移行しており、多くの人はグレーゾーンにいると考えている。連続性を強調すると、自閉症の人の独特な苦しみが軽く捉えられやすいし、しかし、異質性を強調すると、自閉症を、自分とは違った、どこか遠い存在とみなしてしまうということになりやすい。そう考えると、異質でもあるが、連続してもいるという、両者の視点を両立させることが大切ではないかと思

うようになった（青木、二〇一二）。

また、自閉症をもつ人たちは、一つの異なった感じ方・考え方、文化をもつ、少数派の人たちであり、この世界の多数派である定型発達の人たちの感じ方・考え方、文化にはなかなか馴染みにくいのだが、この世界の中に、その人なりの居場所を見つけ関係を築いていくことが大切ではないか。支援とは、その人がこの世界の中でその人なりに安心して生きていけるように環境を調整したり、場を見つけたり、その人なりに折り合って生きていく技術を身に着けていったりすることではないかと考えている。

また、障害特性と呼ばれているものは、しばしばマイナスの資質と捉えられやすいのだが、それはプラスの資質とも表裏一体のものではないかと思う。以下に事例をまじえながら私の考えを記していきたい。

一　自閉症は、本当に「自閉」なのか？

「自閉」とは何か、と考えるきっかけとなった二〇代の男性を紹介したい。

彼に初めて出会ったのは、彼が一〇代の終わりのことで、すでに十数年の時間が経つ。彼は本土で育ち、高校卒業後、いくつかの会社に勤めたが、「物憶えが悪い。何度教えたらわかるんだ」「同じことを何度も聞くな」などと言われ、いずれも二、三カ月でやめさせられていた。実際に、仕事内容の理解が悪く、応用は全く利かず、はっきりと指示された仕事以外はできなかったようだ。家での一日のスケジュールはその順番も決まっており、それが少しでも違うとパニックになった。何でも具体的にはっきり指示されないとダメで、朝食のときでも、「お皿を持ってきて」と言われるとどの皿かわからず、「魚の絵の皿を持ってきて」と細かく言わないと持ってこられなかった。

会社をやめた後、自信を失いヤケになり、ギャンブルやサラ金などで多額の借金を作ったこともある。優しそうな人の言葉をすぐに信じ騙されてしまうのである。借金は膨らみ、困り果てた家族が、島の漁師の親方に面倒を見てくれないかと相談したところ、親方は昔からの知り合いの頼みだからと、気持ちよく引き受けてくれたそうだ。

彼は、島で会う人みんなに「おはよう」と声をかけた。元々人見知りがなく、誰にでも声をかけるほうだった。最初は島の人も驚いたようだが、悪気なく、毎日挨拶してくる彼に、島の人もしだいに心を開き「おはよう」と返事をするようになった。しばらくすると、おじいちゃん、おばあちゃんのほうからも、彼に声をかけるようにもなったのである。気がついてみると彼を知らない島の人はいなくなった。それだけでなく、場違いで一方的であってもいろいろと話しかけてくる彼の言葉を、島の人たちは戸惑いながらも受け入れ、しだいに楽しむようになった。彼のボケに島の人がツッコム、漫才のようなコミュニケーションで、場が賑やかに華やぐようになった。気がつくと、彼は島一番の「有名人」「人気者」になっていたのである。彼自身も「どよーんとしているところに、僕が行くとパッと明るくなる」と話す。もちろん、親方や先輩の指導の下に漁の手伝いもしっかりしていた。彼は、フェリーに乗り島に渡る間に、適応できない若者から、彼なりに適応している若者へと変身するのである。

*

彼に会って、改めて「自閉」というものを考えるようになった。彼の人見知りしない、誰に対しても行われる声かけは、島の閉鎖性を切り開く役割を果たし、人々の心を開かせた。彼の隠しごとをしない「スピーカー」のような情報伝達は、ある地域で育まれた技術を他の地域に伝えていく、昔のシルクロードの旅人を思わせる。人に対して内面を隠すという「自閉」は定型発達と呼ばれる人の中にあるものであり、逆に発達障害と呼ばれる人の中にこそ、内面を隠さず人と繋がり情報を伝達する可能性があるのではないかと、私には思えてきたのである。

彼がやりとりで引き出す笑いは、ちょっとした言葉の理解のズレや場の雰囲気の読めなさにあり、漫才のボケのように意図したものではないのだが、これは昔から「天然ボケ」などと呼ばれ、皆から愛されてきたものではないだろうか。本土では「障害者」、島では「人気者」。人付き合いが苦手で自閉的という社会性の障害も、独特の言葉遣いや字義通りの解釈などというコミュニケーションの障害も、島では障害ではなく、新たな社会性として、魅力あるコミュニケーションとなる。「自閉性」と呼ばれているものの中に秘められている閉鎖性を切り開く力、秘められた社会性を私は大切にしたいと思う（青木、二〇一一）。

二　社会性やコミュニケーションには、相対的な側面がある

三〇代の男性は、妻に連れられてやってきた。小学生の息子が発達障害と診断された際、夫（父親）にも息子と同様の特徴があることに気づき、「夫は発達障害ではないでしょうか？」とやってこられたのである。男性自身も、人付き合いが苦手、しんどくて仕事に行けない日がある、と話した。

男性は幼い頃から人と接するのが苦手で、新しい環境に慣れるのにも時間がかかるタイプだった。一〇年前よりシステムエンジニアとして働いており、当初より、電話対応でどもる、緊張する場面でうまく話せない、仕事内容を忘れてしまう、などで困っていたそうだ。一つのことに集中して仕事をすることは得意な反面、同時に二つのことをすることができない、急な指示や予定の変更で混乱しやすい、などがあったが、何とか仕事を続けてきた。

数カ月前に、あるプロジェクトのリーダーとなり、十数名の同僚や部下に指示を出したり、上司や顧客と打ち合わせをしたりするなどで、毎日、深夜まで仕事をする日が続いたそうだ。最近になっ

て、朝仕事に行く前に、「会社をやめたい」と口にするようになり、妻が心配して連れてきたということだった。

私が、「調整するのは他の同僚にまかせて、専門的な知識と技術を活かして、一技術者として力を発揮するのがよいのではないでしょうか」と話したところ、男性が妻と顔を見合わせて、思いもかけず笑い出し、「私の職場は、私のような人で一杯なんです。みんな苦手です」と話したのである。「人付き合いの苦手さは、順番でいうとどのくらいですか?」と尋ねてみると、笑いながら「会社の中では得意なほうです。だから私が、皆の調整役をしていたのです。でもやはり、あまり得意ではないので、疲れてしまいました」と答え、そして「他にもダウンしている人がいます。だから上司は（自分への）対応にも慣れていると思います」と付け加えた。予想外の言葉に私はとても驚いた。

だがその一方で、夫婦がお互いを見て笑った姿を見て、夫婦関係は決して悪くないと安心した。妻に「疲れると怒りっぽくなったりすることがあるかもしれないけれど、元々は優しい人でしょう?」と尋ねると、「とても優しい人です」と答えた。

男性に「何とかやれそうですか?」と尋ねると、「リーダーをやめれば大丈夫だと思う」と答えたので、「発達障害の傾向があるかどうか、心理検査などで確かめるのは、これから生きていくのに、特に役に立つようには思いません。自分の得意も苦手もわかっておられるので、得意を活かし苦手なところに負荷をかけないようにやっていきましょう」と助言した。男性も妻も納得し、「何かあったら、また相談にきます」と言い、帰っていった。

発達障害傾向をもつ人が働きやすい職場には、その傾向をもつ人が集まりやすいようだ。そのような場に、個々の力を引き出し、集団の力にまとめる人は不可欠である。男性は、発達障害の程度は相対的に軽く、社会性やコミュニケーションを期待されてリーダーとなったのであるが、それが男性には負荷となったのだった。

社会性やコミュニケーションの障害というのは相対的なものだと思う。自分よりも社会性やコミュニケーションの障害が重い人がいると、軽い人の障害は目立たなくなる。それどころか、コミュニケーションの能力があるように見えてくるし、実際に力も発揮されてくる。これは、英語などの語学にも共通しているように思う。国際学会や外国でのカンファレンスに出席したとき、相対的に英語力の高い人がコミュニケーションをとる役割を担うようになるが、さらに英語力が高い人が現れると、元の人は口数が少なくなり、より高い人にコミュニケーションを委ねることが増えてくる。社会性やコミュニケーションの能力も同様に相対的なものではないだろうか。

さらに付け加えると、英語が苦手な非英語圏の外国人の方と、英語が苦手な私が英語で会話するとき、お互いに一生懸命にコミュニケーションをとろうとするので、思った以上に豊かなコミュニケーションが生まれることがある。コミュニケーションが障害されたときに、伝えたいという切実な気持ちが生まれ、意味のある言葉が生まれてくることがある。これは、臨床においても同様で、言葉によるコミュニケーションは障害されていたとしても、切実なやりとりは生まれうるし、治療的になるのだと思う。

三　こだわりの向きはどうか

こだわりには、過剰な情報や新しい情報にさらされ不安や恐怖を感じているときに、一つのものに集中することによって情報を絞り不安や恐怖を和らげるという、心を安定化させる働きがあるのだろう。こだわりは、その向かう方向によって自分を苦しめるものにもなり得るが、逆に楽しいものにもなる。苦しいものから、楽しいものへ、興味や趣味の方向に向けることが大切と思う。

次に紹介する女性は、自閉スペクトラム症と診断された人ではない。広く自閉スペクトラム症圏と理解した方が、支援には役立つと考えた人である。

女性は七〇代後半で、食欲不振、体重減少、めまい、ふらつき、身体のあちこちの痛みなどで受診した。「めまいがすると、悪い病気ではないかと気になり、頭から離れず心配でたまらなくなる」と話した。精査しても異常はなかったが、症状は改善しない。しばらくすると、症状は頭痛に変わり、「薬の副作用だ。もらった説明書に書いてあった」と言う。副作用の可能性は少ないことを説明したが、納得しない。

女性は夫とふたり暮らし。元々、人付き合いが苦手で、一人遊びが好きだった。結婚後も、近所や親戚との付き合いは、夫が全部やっていたという。幼小期からの極端な偏食や感覚過敏を認めた。縫製関係の会社に就職。人付き合いはできなかったが、手先が器用でミシンも上手であった。誰もできない難しい縫い物の注文をこなし、その腕は高く評価されていたらしい。退職後も活動的で、一人での街歩きなどを楽しんでいたが、あるとき事故で骨折。その後から好きなように動けなくなり、いろいろな身体の不調が出てきたという。

これまでを振り返ると、会社勤務時代は、何かに注意を集中する力（仮に、こだわりエネルギーと呼ぼう）を仕事に注ぎ、退職後はこだわりエネルギーを街歩きや趣味に注いでいたが、骨折後、こだわりエネルギーが身体の不調に注がれるようになったのではないかと考えられた。つまり、こだわりエネルギーが仕事や趣味に向かうと生産的なものに、身体の不調に向かうと、身体症状や心気症状になるのではないかと推測した。こだわりエネルギーそのものは、ある意味で体質のようなものであり、問題はその向きである。

こだわりエネルギーの向きを変えられないか。女性には、まずは散歩を勧めた。家の中にこもっていると身体の不調に目が向き、不調を強く意識するようになる。身体の不調から抜け出せなくなるので、花や木や自然の刺激を目に入れる散歩リハビリを提案した。次いで、作業療法でクラフト制作をはじめ、自信を取り戻していったのである。

こだわりはいつも一定したものではなく、家庭・職場、経済状態などの環境によって変化するものである。孤立や経済的な困窮などは不安を強め、さらにはこだわりを強めるものとなる。こだわりは、いつもその向きに注意が必要で、こだわりを活かすということが大切になると思っている。

私は、こだわりの強い人には、「仕事は職人、余暇は趣味人」とか、「仕事は飯の種、こつこつと働こう。趣味を大切にして趣味人として生きよう」とか、「自分の仕事にこだわって、職人ぽく生きていこう」などと話すことがある。職人・趣味人の勧めである。地域には、自閉スペクトラムの特性を活かして、職人として生きている人が少なくない。彼らは、同時に趣味人でもある。それも私などの想像を超えた趣味の領域をもっている。歴史、天文、鉄道などという趣味の王道から、料理、編み物、折紙、紙飛行機など、幅広い趣味がある。一芸に秀でるとまではいかなくても、自分の仕事や趣味を大切に生きていく。若い年代の自閉スペクトラム症の人たちと出会うたびに、年を重ねるうちに、職人・趣味人となり、特性が個性として輝くことはできないかと思うのである。

四　改めて、自閉症とは何か

「自閉症とは何か」の前に、ここで「統合失調症とは何か」と考えてみよう。統合失調症は確固とした精神疾患のように考えられてきた。歴史的には、一八〇〇年代に、クレペリンが早発性痴呆

（統合失調症に相当するもの）と躁うつ病を分け、一九〇〇年代に入ってブロイラーが統合失調症（schizophrenia）と名づけた精神疾患について、多くの学者・研究者が、基本的・本質的な精神病理や生物学的な病理を、そして基本症状や特徴的な症状を明らかにしようとしてきた。たとえば、精神病理学においても、多くの仮説が提唱されたが、皆が認める基本的な精神病理は明らかにならなかったし、生物学的な研究でも、病因はまだ明らかになったとは言えない。もちろん、その精神病理や生物学的基盤を探る研究によって得られたものは多く、それによって、統合失調症をより深く理解でき、治療や支援にも大きなプラスをもたらしたのだが、それは何か基本や本質を明らかにしたというものではない。診断で言えば、アメリカ精神医学会のＤＳＭ－５のように、「仮にこのようなものを統合失調症と呼びましょう」という操作的診断基準はあるのだが、それは単一疾患というものではなく、症候群に近い概念のように思われる。

　このように書いてきたのは、自閉症においても同様のことが起こっているように感じるからである。「自閉症とは何か」と改めて考えてみよう。カナーの言う自閉症、アスペルガーの言う自閉症、ウィングの言うアスペルガー症候群……、私の前に典型的と思われる自閉症の子どもや大人は確かにいる。ＤＳＭ－５の自閉スペクトラム症などに当てはまると思う、と言うこともできる。しかし「自閉症とは何か」「その本質とは何か」と言われたら、うまく答えられないのである。

　でもそれは、個々の子どもたちがわからないということではない。一人ひとりが、異なった得意と苦手をもつ子どもとして、異なった発達の道筋をもつ子どもとして、理解していくことはできるのである。言葉ではうまく表現できないが、何に困っているのだろうか、どのような気持ちなのだろうかなどと、本人の側に立って考え、理解しようとすることも大切である。一人ひとりをていねいに理解しようとするとき、一人ひとりは、皆、少しずつ異なった存在に見えてくる。実際には、それが大切なのではないか、と今は思っている。

＊＊＊

自閉症のある子どもたちは、母子という関係でも、家族という関係でも、関係を築く力が弱いために、養育や教育の中での小さな社会の中にうまく馴染めない（適応できない）ことが多く、小さな社会との衝突を繰り返し、小さなトラウマを繰り返し抱えやすいものである。それが、集団の中に入るのを一層恐くさせてしまう。母子や家族の関係、そして保育園・幼稚園、学校の中で、彼らの苦手に合わせて環境を調整しながら、彼らなりの繋がりを育み、少しでも不安や緊張が少なく、安心して過ごせるように支援する。そして、彼らなりの人や社会への繋がり方や社会の中での在り方を模索していくことが大切である。成長の中での傷つきをできるだけ少なくし、彼らなりの発達を支援するとき、定型発達の人たちとは、少し異なった、ユニークな味わいのある、生き方、在り方となるのではないか、と思っているのである。

注

（1）本稿で紹介した事例の一部は他誌で紹介したものである。

小児期の発達障害支援の原則

はじめに

子どもの発達の道筋は多様である。しばしば養育者（親）は、子どもが定型的な発達の道筋から外れていることに悩み、子どもを定型的な発達に近づけようと試みる。だが、その試みは当の子どもには負担となりやすく、その子なりの成長が妨げられることがある。髙橋（二〇二二）は、「障害児への発達支援は、定型発達児を唯一の正常としそれに近づけることを目標とすることではない。それぞれの特性と発達経過をよく理解し、それに即して無理なく発達的マイノリティとしての子どもの育ちを支えることである」と述べている。

このように、発達障害をもつ子どもへの支援は、子どもを定型的な発達に近づけようとするのではなく、子どもたち一人ひとりの発達を支援することが基本である。

一　安全で安心な雰囲気を提供する

家庭など、子どもが生きる環境の雰囲気はとても大切である。周囲の情報を十分にキャッチできないと、子どもの感覚は研ぎ澄まされ、些細なことに不安や恐怖を感じやすい。家庭の雰囲気が、ぴりぴりはらはらとしたものにならないように支援をしたい。それと同様に、支援の場の雰囲気も、たとえば医師であれば診察室の雰囲気も、穏やかでゆったりとして平和なものであることが、とても大切となる。子どもが、ここは安全で安心な場であると感じられることこそが、何よりも求められる。

二　関係の発達を支援する

子どもは、出生後より養育者をほかの人とは異なる特別な人として認識し、関係を築いていく。養育者になつき甘え、愛着を形成していく。それがその後の人生を生きていく基盤となる。愛着の形成について、髙橋（二〇二二）は、「子どもは身近な大人との関わりを通じて、人への信頼を得る。信頼した大人に従い、自分も同じようになりたいと、行動・ことば・態度・感じ方などを模倣する。

信頼に支えられて、世界に踏み出し、自信を一つ一つ積み重ねていく。このような出会いで人生が始まるように子どもと家族を支援することは、障害のある子（以下、障害児）を含め、子どもの支援に関わる者すべての願いであろう」と述べている。

だが、定型発達とよばれる子どもが、三カ月の微笑、八カ月の人見知りというように、愛着形成が進んでいくのに比べて、自閉スペクトラム症の子どもの愛着形成は遅れがちである。具体的に言うと、自閉スペクトラム症の子どもは養育者とそれ以外の大人との区別がつきにくく、養育者から見ると、自分になつかない・甘えない期間が長い。さらに子どもに感覚過敏などがあると、養育者に抱きしめられるのを苦痛に感じている場合もある。なつかない・甘えない子どもを育てるのはなかなかしんどいものである。養育者は、甘えられることによって、親として育てられていくところがあるからである。だから、この愛着の遅れは「養育者を嫌っているのではないこと」を伝えていく必要がある。子どもの示す愛着の芽のようなものをわれわれ支援者が見つけて伝えることができると、この時期の養育者のつらさをいくらか減らすことができる。髙橋（二〇二二）は、発達障害のある子どもの愛着の道筋を、第一段階－混沌、第二段階－道具、第三段階－快適、第四段階－依存、第五段階－自立とし、詳述している。

三　傷つきの少ない発達を支援する

子育てで、子どもの傷つき、トラウマ（心的外傷）を作らないというのは、実際にはとても難しいことだが、できるかぎり傷を作らない子育てとなるような支援を心がけたい。

発達障害をもつ子どもの養育では、些細な行き違いが起こりやすい。抱っこしてあやそうとすると嫌がる。あやしても、いつまで経っても泣き続ける。言葉の発達が遅れ、指示をしても（子どもには子どもの事情があるのだが）素直に従わない、などである。そんなとき、ふと苛立ちや怒りが湧き起こり、子どもを叱ったりしてしまいやすい。それが、子どもにとっての恐い体験となり、いっそう愛着形成を遅らせることもある。障害があろうとなかろうと、傷つきの伴わない子育てはないが、傷つきが多いと、愛着、信頼という、子どもの心の基盤が不安定なものになりやすい。養育者が安全基地となり、そこから子どもが探索行動に出るなどが難しくなり、養育者から離れられなくなったり、養育者から離れたままになったりすることもある。

思春期や成人期になった発達障害のある人を診ていると、どうも二つのタイプがあると感じる。一つは、人に対して敏感で、不信感や警戒心を抱きやすいタイプである。このタイプは、人に対する不安緊張が強く、孤立しやすい。話を聞いていると、子ども時代に、傷つき体験やつらい体験を多くしている。発達障害にトラウマが加わった人たちで、この人たちは生きづらさを抱えやすく、大人の精神科に受診してくることが少なくない。

もう一つは、人付き合いは得意ではないが、人への信頼感をもっているタイプである。このタイプは、決して社交的ではないが、その人なりに友だち付き合いを楽しんでいる。集団のなかにも入っている。「天然」とか「癒し系」と言われたりして、愛されていたりする。自分の好きなことや興味のある分野をもち、時にはそのこだわりを生かして特定の領域で専門家になるなど、自分に自信と肯定感をもっている。話を聞いていると、このタイプの人は、幸運にも傷つき体験が少なく、大切に護られて育った人が多いように思われる。この人たちは、人生の負荷がかかったとき、不安や抑うつで大人の精神科を受診することがあるが、多くは街なかで活躍している人として出会う。

しかし、この前者と後者は固定したものではない。前者は、人生のよいできごとや支援などをきっかけに、後者になることもある。逆に後者が、不運なできごとをきっかけに、前者になることもある。支援とは、よい体験をもってもらい前者が後者になることではないかと思う。

四　よいところを褒める

発達障害がある子どもは、叱られたり注意されたりすることが多くなりやすい。だが、叱られるばかりだと、自信を失ってしまう。問題行動は叱って注意するだけでは改善しない。それどころか、ひどくなることが少なくない。

ある小学校高学年の男子と母親が問題行動のために受診してきた。診察室でもお互いに怒っていて、緊張感が伝わってきた。男子は、診察室でも筆者に叱られるのではないかとほとんどしゃべらない。小学校中学年までは学校で友だちとの喧嘩が絶えなかったが、高学年になり喧嘩はほとんどなくなっているという。筆者が男子に理由を尋ねたら、「頑張って抑えている」と答えたので、「すごいなあ！　君は自分で『喧嘩はいけない』と思って、抑えていたんだね。お母さん、すごいですねえ！」と言ったら、母親が「そうなんだ。気がつかなかった。最近、この子のことで謝りに行くのが減りました。自分で抑えてたんですねえ」と男子のほうを見たのであった。その瞬間に、男子と母親の緊張感がゆるみ、和やかな雰囲気になった。親子は何メートルも離れて歩きながら病院にやってきたが、病院を出るときは並んで話しながらであった。雰囲気も和らいでいたと、外来看護師が教えてくれた。

問題行動以外のよいところを見つけて褒めるようにしたい。自分のよいところを見つけてもらい、褒められることは、その子どもの自信になり、自己肯定感を高める。ただし、子どもの無理をしていることや過剰適応を褒めると、無理や頑張りを強めてしまうことがあるので注意が必要である。なるべく、ありのままの子どものよいところを褒めたい。支援者にはよいところに気づくセンスが求められる。

五　養育者を支援する

村田（二〇一六）は「自閉症児に対する治療や教育の主役は母親でしょう。それは母親と接している時間が最も多いというだけでなく、子どもに対して最も大きな影響力をもっているのが母親だからです。（中略）治療的働きかけの大きな部分は、母親を心理的に援助し、養育への勇気を高め、また現在子どもが最も必要としていることを指摘し、母親にそれを実行してもらうことであるといっても過言ではありません」と述べている。これはまさに、乳幼児期の発達障害の支援は、養育者の支援ということができる。

療育なども、その場での子どもとの関わりを養育者に見てもらい、養育者の気づいていない、子どものよいところやできていることに気づいてもらうことにある。時には、どのような関わり方をすると子どもが安心して遊べるかなどに、気づいてもらうことである。また、多くの養育者は頑張っているので、「お母さん、よくやられていますね」と、その子育てを評価し、ねぎらうことである。そのうえで、頑張っている方向が子どもに負荷となっていると感じれば、その方向を少し変えてみることを助言する。子どもができないことを求めず、できることを求める。子どもの微妙な愛着の表現をキャッチして、子どもを好きになれるように支援することである。

子どものよい面・プラス面に気づき伝えることが、養育者の気持ちを支援するにはとても大切である。

六　入力の支援か、出力の支援か

情報の入力を支援するのか、言葉や行動などの出力を支援するのか。支援者は子どもの言葉や行動が気になるので、そこを変化させようとすることが多い。だが、行動の変化以前に、情報の入力を支援することが大切である。

発達障害のある子どもは、周囲からの情報が選択されず、多量の情報にさらされて混乱していることがしばしばある。読み取れない情報のなかで、彼らの生きている世界は不安・緊張をおびたものになりやすい。視覚優位などの特性を活かし、世界を読み取りやすく、わかりやすくするのが、構造化である。スケジュールや手順を明確にすることも同様である。情報入力を整理し、世界を読み取りやすいものにするのである。

言葉のコミュニケーションも同様である。牧真吉（二〇一六）は「通じる関係」の大切さを指摘し、「コミュニケーションが成立している体験をどんどんさせるだけです。（中略）わかる話だけをすればいいのです。わからない話はやめましょう」と述べている。そのためには、子どもに伝わるような簡潔で明瞭な表現を心がけることや、子どもの言葉を聞きとろうとする姿勢が求められていると思う。

七　子どもが変わるか、環境を整えるか

子どもを支援する際に、まず第一に求められるのは、子どもが生きやすいように環境を整えることである。注意欠如・多動症（ＡＤＨＤ）の傾向があれば、刺激が多いほど注意が移りやすく、落ち着かなくなりやすい。自閉スペクトラム傾向が強くなると、刺激が多いと処理できなくなり混乱しやすい。感覚過敏のある子どもの場合、人の声や物音という音刺激が苦しめている場合もある。刺激が不要に多くならないように、環境に配慮することが求められる。不安や緊張は刺激に対する反応性を高めやすく、日常生活での変化などは、刺激に対する過敏さを強めやすいので留意が必要で

ある。

それと同時に、得意を活かし、苦手をカバーするということが求められる。コミュニケーションや社交が苦手な、口下手で人付き合いの苦手な人は、話すことが求められない領域で力を発揮することがある。スピードと効率を求められるとついていけない人は、ゆっくりとていねいにコツコツとやる領域が得意なことが多い。こだわりの強い人は、ニッチな趣味や研究で力を発揮することがある。社会性の障害、コミュニケーションの障害、こだわりなどの発達特性をもつ子どもたちへの支援とは、苦手で勝負するのではなく、得意で勝負するというものでもある。

八　生活場面を具体的に尋ねると、困っていることがわかりやすい

発達障害の支援においては、子どもの困っていることがわかりにくいものである。困っていることを尋ねても、「何も困っていない」と返ってくることが多い。

そんなときは、子どもの生活を、一歩踏み込んで具体的に尋ねると、困ることが浮かび上がってくることが多い。「学校で困ることはない」と言う場合でも、「学校の休み時間はどうしてる？」と尋ねると、「教室で本を読んでいる」とか「トイレにずっといます」と返ってきたりする。「それっ

て、苦しいときがあるよね」と言うと、「うん」とうなずくこともある。学校に行っているが、ほとんどの時間、トイレに籠もっている子どももいる。家にもいられない、教室にもいられない、子どものつらさがわかる。「何時に起きるの?」と尋ねると、「朝、五時」という答えが返ってきて驚くこともある。「学校に行くのに、忘れ物をしたらいけない」と早く起きているという。持ち物を何度も確認している場合もあるし、行動がゆっくりな場合もある。よく見ると忘れ物をしないために、いろいろなものを詰め込んで、カバンがぱんぱんに膨らんでいたりする。

子どもは、苦しい状況なのだけれど、苦しいということがどういうことかよくわからず、苦しいと感じていないことがある。子どもが「苦しい」と感じるには、「しんどいだろうねえ」と周囲の人が共感してくれることが、大切になるのである。

おわりに

発達障害と呼ばれる子どもたちや大人は、必ずしも医療や福祉の支援を必要とするわけではない。筆者の身近に生きている大人を見ても、発達障害と言ってもいいのではないかと思う人がたくさんいる(もちろん筆者も含まれている)。たとえ発達障害的であっても、その人に合った居場所や仕事を得て、社会のなかを生き延びている。苦労も多かったかもしれないが、味わい深い人たちである。

それはもう、「障害」ではない。持って生まれた「障害」が生きていく「障害」とならないような支援こそが、求められているのではないか。そこには、人の多様な在り方を認める社会となることも含まれているのだと思う。

就労支援という精神療法

はじめに——就労支援を処方する

精神科の治療や支援は、病気や障害の症状の改善を目指すものであるが、最終的には、その人の人生や生活の質が少しでもよくなることを目指すものである。病気や障害が重く就労できない人もあり、何よりも生きていることそのものに意味があるという前提のうえではあるが、就労することによって元気になる人は多いし、結果として症状が改善することもしばしば経験する（青木、二〇一四、二〇一七：村上、二〇一七）。働くことには、生活を営むお金を稼ぐという意味だけでなく、「自分も社会の一員である、ひとびとのあいだに自分はいる、ひとびとの中に役割をもっているという感覚」（滝川、二〇一二）を育む、すなわち社会とつながるという意味もある。そう考えると、就労支援は治療や支援の一環であり、精神科臨床における重要な役割をもっていると考えるようになった。

精神症状が活発で働くことが困難であったり、統合失調症の回復期などで疲弊や消耗が著しい時点での就労圧力が危険であったりすることもあり（中井、一九八二）、就労支援の導入はその時機を慎重に判断する必要がある。また、何よりもその人自身の就労意欲が重要である。そのうえで、本人の希望に沿った、その人の個性や特性に合った仕事を探し就労することが大切になる。その際、担当医は精神保健福祉士などと協働しながら、ハローワークに主治医意見書を書いたり、一般企業の障害者枠雇用やA型事業所を探したりする。就労支援を処方するのである。

一　思春期・青年期臨床と就労支援

思春期・青年期臨床において、就労について考えるようになったのは、次のような青年に出会ったことからである。

【事例】 学校をやめて家にひきこもり、荒れるようになった一六歳の男子

彼は、高校一年時より学校に行かなくなった。進学高校に入学し優秀な同級生に囲まれ、初めて下位の成績をとった。どうもそれが初めての挫折体験であったらしく、学校に行けなくなってしまっ

た。そして、家にひきこもった生活を続けているうちに、些細なことで暴力を振るうようになった。最初は親だけが相談にきていたが、ふと彼もやってくるようになった。「何かしてみたいことは」とたずねると、「何もしたくない。学校には、絶対に行きません。アルバイトもしません」ときっぱりと話した。「親の脛をかじりつづける」という。その後も長期間、家にひきこもった生活が続いていたが、なぜか外来には定期的にやってきた。筆者に「このままでよい」というお墨つきをもらいに来るというような雰囲気であった。一日の大半をゲームをして過ごしていた。しかし、中学時代に仲の良かった友人たちとは、彼らが学校から帰ってくると一緒にサッカーなどをして遊ぶようになり、少しずつ変化していった。

そんなとき、近所のおじさんが、「建築の現場仕事。一緒に働いていた若い人がケガで仕事ができなくなって困っている。あんたのところの息子に、手伝ってもらえないだろうか」と母親に頼んできた。「大きな声で怒鳴り、何かを壊す大きな音が、うちの家にも聞こえてくる。あのくらいの声と力があったら、大丈夫だ」という彼の破壊力を評価する不思議なスカウトであった。筆者は「きっと断るだろう」と思っていたが、「昔から顔見知りのおじさん。子どもの頃にかわいがってもらった」とよい印象をもっていたせいか、半分しぶしぶではあったが、仕事を手伝うようになった。

壊すから、造るへ

働き出して一カ月後、アルバイト代をもらった。それは、初めて自分が働いて金を稼いだ体験であり、しかも数万円という額でとてもうれしかったようだ。自分で稼いだこと、そして気兼ねなく使えるお金ができたことを、誇らしげに報告にやってきた。二カ月くらい経つと、外で働いているため日焼けし、筋肉もつき、見るからにたくましくなった。そして「身体を使って働いたら、メシがうまい」と言い、筆者の方を見て「人間は身体を使って汗を流して働かんといけないな」などと冷やかしたりした。三カ月後、彼は少し考えこむような雰囲気で、「家が完成した。施主（注文主）さんがすごく喜んでくれて、皆にお弁当や飲み物を振る舞ってくれ、お祝儀までもらった。ものを作る仕事はいいいな。ものを作る勉強がしたくなった」と話した。自分が手伝った仕事が形になる、ものができ上がる喜びを実感したようだった。自分の手で人の喜ぶものを作るということが、彼の人生の目標となった。

その後、紆余曲折はありながらも、通信制高校に入り直し、さらに専門知識を学びに専門学校に進学し、やがてそれを生かして建築関係の会社で働くようになった。もちろん、通院していたのは通信制高校の頃までであり、その後は近況をハガキで教えてくれていた。

振り返ってみれば、家を壊していた若者が、七、八年の歳月を経て、家を造る人間になったのである。

この青年において就労支援を行ったのは、専門家ではない。近所の面倒見のいい「おじさん」である。かつてはこのような「おじさん」「おばさん」が、少なからず地域にいたのだが、近年、地域の力が弱まり、このような「おじさん」「おばさん」は本当に少なくなってしまった。ただこの例は、青年が働くことにより、どのような体験をしたかを教えてくれる。

彼は働くということを通して、

①稼ぐ喜びを体験した。同じお金でも自分で稼ぐのと、小遣いでもらうのとでは価値がちがう。自分で稼ぐと自信になる。

②身体を使う心地よさを体験した。頭の中で堂々巡りになっている思考を断つには、身体を動かすことがよい場合が少なくない。

③物を作る充実感を体験した。皆で力を合わせて家という形のあるものを作るという創造する喜びである。そこでは仲間という体験もしたであろう。

④人の役に立つという実感をした。人に喜んでもらう、感謝されるという体験は、自己肯定感を高めるものとなる。

働くということを通して得られたこれらの体験は、その一つ一つが意味あるものである。いずれも現代の青年に欠けやすいものではないだろうか。

就労へとつなぐ人

ひきこもっている青年は、二、三度働きに出たことがある人が少なくない。だが、何回か失敗すると、就労への自信を失い、新たに挑戦する気持ちを失ってしまう。そのような青年に向けた就労支援サービスなども増えてきているのだが、それらのサービスをうまく利用できない人が多い。青年の側からすると、制度としての形は整っているのだが、就労するまでにいくつかの場所に行き、何人かの人に会わなければならない。特に初めての人と会ったり、人と関係を作ったりするのが苦手な青年たちは、初めての人に会う機会が増える中で、それが負担となり就労をあきらめてしまいやすい。中には、ハローワークの雰囲気に圧倒されて、一回限りで利用できなくなる人もいる。

そのような反応を防ぐためには、顔馴染みとなった精神保健福祉士や就労移行支援事業所のスタッフなどが、ハローワークをはじめ、そこで紹介された事業所や障害者枠での就職面接などに付き添い、さらには、就職後も職場を訪問すると、いろいろな場所で初めての人に出会うという不安と緊張が和らぎ、スムーズに就労していけることが少なくない。顔馴染みとなったスタッフが付き添うことが大事な支援になるのである。一人ではなかなか動きだせない青年には、一緒に動くという、伴走するような形の支援が役立つことが多い。それだけでなく、診察室では口数の少ない青年も、一緒に仕事を探していると話し始めることがある。それも、それまでに人に話せなかったことを話したりする。就労支援という形での精神療法でもあると思う。

二　発達障害と就労支援

青年期・成人期の場合、発達障害が疑われても、そのことを説明することが本人と家族のプラスになると判断されるのでなければ、診断を伝えるのに慎重になる。だが、就労の際には、本人と家族に、長所と短所、そして発達障害という診断を伝え、職場の理解を得て就労することを勧めることが少なくない。

【事例】 二〇代男性　自閉スペクトラム症

幼児期より友だちはなく、一人遊びが多かった。自分の考えを譲らず、同級生とぶつかることがたびたびであった。高校卒業後、いくつか仕事に就いたが、仕事が覚えられず、応用がきかない、ミスが多いなどで、短期間でやめさせられることを繰り返した。周囲から発達障害かもしれないから、一度診てもらったらどうかと勧められて、受診となった。初診時、「このところイライラして落ち着かない。気分も沈み、何かをしようとする気持ちが湧いてこない」と話し、仕事をしていたときのことをたずねると、「職場の人の話がうまく聞き取れないし理解できない。自分の困ったことを伝えられない。いくつかの用件を同時に頼まれるとわからなくなる。急に何かを頼まれたらパニックになる」などのことを話した。発達歴や現症、WAIS検査の結果（VIQ80台、PIQ60台と大きな乖離を認めた）などから、自閉スペクトラム症と診断した。本人の得意（単純な仕事はコツコツ続けてすることができる、など）と苦手を本人と家族に伝え、そのうえで診断を伝えた。本人と家族は、一般就労では理解が得にくいので、支援を受けながらの就労を希望した。そのため精神障害者保健福祉手帳を取得し、いくつか見学の後、A型事業所で働くことになった。就職後、とても元気になり、近いうちに障害者枠での就労に挑戦するという。

受診前には、仕事を何度かやめさせられたことで、父親が本人を繰り返し叱り、本人は焦燥の強い抑うつ状態となっていた。父親は本人の「根性のない弱い性格」を変えようとし、それが変わらないので、「強くなれ」とますます叱るという悪循環に陥っていた。父親に、心理検査の結果や障害特性を伝え、本人の努力では変えられない部分があり、苦手を叱らないということに理解を求めた。父親は「何度言っても態度を変えない」と怒っていたが、それが本人の意志ではどうにもならない苦手だと初めて気づき、それ以降、叱るのをやめた。それだけでなく、父親が受診についてくるようになった。このような父親の態度の変化によって、本人はずいぶん落ち着いていったのである。またA型事業所に元気に行っているのを見て、支援を受けると働けると本人も親も実感したようであった。

発達障害をもつ青年の就労に際しては、まず本人の就労への意欲や不安、得意と苦手への気づきや実際の作業能力などを把握する必要がある。そして、仕事内容が青年の得意に合うかどうかや、苦手をカバーすることなどを考える。

同時に、職場の雰囲気、人的な環境も大きなポイントとなる。それだけでなく、一般就労、障害者枠での就労、作業所などの、何を利用するか、誰が就労支援を直接担当するのかなど、社会資源との連携も大切となる。

三　統合失調症と就労支援

統合失調症の就労支援には長い歴史がある。筆者にとっての就労支援は、四〇年ほどさかのぼる。現在の勤務地でもある精神科病院に常勤医として勤務していたときのことである。開放病棟から、患者たちが、毎朝、でき立ての弁当を自転車にのせて、地域の職親（一時は五十余りの数であった）である町工場や個人商店に一斉に働きに出ていたのを思い出す。それらの職場を当時のケースワーカーが回り、職親と患者に会い、相談にのっていた。閉鎖病棟が多くを占めた時代、就労に向けた取り組みには活気があり、患者が地域の中で生きることの先駆けのように感じたものであった。町工場や個人商店がすたれていく時代の中で、このような形の就労支援は少なくなっていったが、依然として、統合失調症においての就労支援は大切なものだと思う。

【事例】 三〇代女性　統合失調症

二〇代のはじめに幻覚妄想状態で発症。その後、意欲があまりわかず、ときおり幻覚妄想が出現するということが続いていた。友人、知人の紹介で、何度かアルバイトで働いたが、いずれも数カ月でやめてしまった。仕事が覚えられない、休憩時間に同僚とうまく話せないなどから、周りの人が自分のことを嫌がっていると感じるようになり、行きづらくなりやめてしまうことが多かった。デイケアを勧めたが、これも一カ月もしないうちにやめてしまった。

女性の希望をたずねると「やはり働きたい」と言う。そこで、就労移行支援事業所に見学に行ってもらったところ、そこの雰囲気にうまくあったようで、簡単な作業や職業訓練を受けるようになった。そして、スタッフとともにハローワークに行き、障害者枠での就労を見つけることができた。配送関係の職場であった。そこでも人間関係の問題などが出てきたが、就労移行支援事業所のスタッフが職場に訪問してくれたり、また困ったときには就労移行支援事業所に行って相談したりして、支援してもらいながら問題を解決できるようになった。障害者枠で雇用されて数年になる。ときに、疲れた表情となることもあるが、仕事帰りに雑貨店により、ときに小さなものを買うのを楽しみに働いている。

就労移行支援事業所のスタッフが、ハローワークや就労面接に付き添ってくれ、就労後もサポートしてくれたのがよかったようである。それまでの就労ではうまくいかなくなると、「周囲の人がこそこそと自分のことを話している」などの関係被害念慮・妄想にまで発展することがあったが、困ったときに事業所スタッフが早めに介入し問題を解決したのがよかったようである。

働き始めると、いろいろと困ったことが出てくる。それが積み重なると、仕事に行きづらくなる。困ったことが大きくならないうちに相談できることや、「困ったな。どうしたらいいかな」というときに気楽に相談できることがとても大切である。そのためには、スタッフが相談しやすい雰囲気を心がけ、スタッフの方から困ったことはないかと、こまめに声をかけることも大切である。

女性のように、稼いだ金で小物を買うのを楽しみにしている人は少なくない。中には、買い物の楽しみのために働いている人もいるが、稼いだ金で買い物を楽しむというのは、とても大切なことだと思う。

おわりに

一〇〇年前に森田正馬は「病気を治すのは、その人の人生をまっとうするためである。生活を離れて、病気は何の意味をもなさない。……医者も病人もともに人生ということを忘れて、ただ病気ということだけに執着する」（森田、二〇〇四）と述べ、精神科の治療や支援に対する根源的な問いを発したが、その問いは今でも生きている。精神科臨床における治療や支援は、その人の人生をまっとうするための手段であり、その手段が少しでも増えていくことが望ましい。その一つとして、就労支援はとても意味あるものと考え、大切にし発展させていきたいと思う。

第二部　大人の発達障害とトラウマの臨床

大人の発達障害と精神療法、そして森田療法

はじめに――大人の発達障害の特徴

自閉スペクトラム症の中には、幼児期、学童期にはその特徴が目立たないが、思春期以降にその傾向が顕在化してくるものがある。その人たちは自閉スペクトラム症としては、軽症群・境界群（グレーゾーン）であるために、幼児期・学童期には大きくは目立たないことが多い。また、もって生まれた発達特性と、養育環境や教育環境（教師、同級生……）などが影響しあい、「性格」「個性」「その人らしさ」となっており、特性と個性を分けることが困難になっている。

また、あくまで筆者の経験であるが、横断的には、非定型・非典型な病像を呈しやすく、診る人によって異なった診断名がつきやすい。また、縦断的にも、急激な変化、病像の変遷（たとえば、気分障害⇒統合失調症⇒強迫症など）が起こりやすい。負荷がかかった時、危機的な時に、発達障害

や精神障害が顕在化するが、負荷や危機がなくなった時に、その特徴が改善する、時には消えてしまうこともある。時、所、人によって現す姿が異なるように見えることもある。

筆者の基本的姿勢は、成人の発達障害を積極的に診断するというものではなく、発達障害的な面をもっていると考えることで、異なった理解と支援の可能性が開けるのではないかというものである。

一　発達障害らしさは診察室では見えないことがある

発達障害らしさというものは、初診・初対面の出会いの時に、くっきりすることが多い。治療者から投げかけられる言葉、たとえば「お困りのことは？」という漠然とした言葉に対する戸惑いや少し的外れな返答、緊張した時の表情や振る舞いのぎこちなさなどの中に、見えてくることが多い。しかし、診察が進むにつれて、しだいに消えていくことが少なくない。治療者は、開かれた質問から閉じられた質問へ、抽象的なものから具体的なものへと、患者さんへの質問を変えていくので、目立たなくなっていくのである。そして、気づいてみると一定のコミュニケーションのパターンができ、普通に悩みや苦しみを話し相談する患者さんになっていることがある。診察は、治療者によって形は異なるものの、定型化・パターン化しやすく、患者さんは質問が予想できて安心となる。そして、治療者も出会いの瞬間に感じたズレや違和感を忘れてしまいやすい。治療的にはコミュニケーションが円滑になることに意味があるし、治療者への信頼も形作られやすい。一方で、診断的にはコミュニケーションに負荷がかかるくらいのほうがわかりやすいと思う。また、長年、学校や職場の中で生きてきた発達障害の人は、にこやかに人と接するとか、人の話に相槌をうったり合わせたりするなどの技術が身についていて、診察室で少し話した程度では発達障害らしさを感じないこともある。集団のなかで、いじめられたり孤立したりしないために、身についた社交性である。だが、日常生活について尋ねていると、いくつかのことを同時に頼まれると混乱するとか、細部にこだわって全体が見られない、などの苦手が明らかになることがある。日常生活の情報が、その人を理解するにはとても大切になる。

二　言葉のキャッチボールはどうか？
――コミュニケーションの障害

精神療法以前の問題として、言葉のキャッチボールができているかどうかを把握することは大切である。ニコニコして頷いているが、話の内容を十分に聞きとれていなかったりする場合もある。ボーっとした表情のときは、しばしば言葉が聞きとれていないか、他のことが気になったりして聞きとれていても頭に入っていないことが多い。言葉で説明するのが苦手で、話をまとめられないこともある。そんな時は、本人が前もって紙に書いて読み上げたりする場合もある。

発達障害圏の患者さんの場合、言葉は予想以上に、人と繋がるものとなっていない。言葉のキャッチボールがうまくできていないと、人の中にいても孤立しやすく、孤独を感じやすい。また、誤解を生じやすいし、しばしば被害的となりやい。情報もあまり入らず、状況も理解しずらい。

診察室や面接室においても、この言葉のキャッチボールが大切となる。

治療者が「聞く」ことの大切さは言うまでもない。その際には、相槌や合いの手、相手の語尾を継ぐことなどで、きちんと受けとめたというサインを送りながら聞くことが大切となる。特に話をまとめるのが苦手な人には、「僕は、このように理解したけど当たっていますかね」などと質問することもある。質問によって話がまとまってくることも少なくない。

しかし自分から話す力の弱い人の場合には、治療者の方から「話しかける」ことも大切となる。自分から話すことはできないが、話しかけてほしい人は少なくない。これは日常生活でも同様である。話しかけることが苦手な人は、しだいに会話の輪からはずれてしまいやすい。話しかけに反応するように話し始める人も少なくない。また、話すのが苦手な人は、急がされると余計に話がまとまらなくなるので気をつけたい。

子どもの発達の道筋を考えれば、親などの養育してくれる人との関係（信頼や愛着）が築かれる中で、言葉がうまれてくる。だが、発達障害圏の人は関係が築かれるのに時間を要することが多く、言葉が関係を通してではなく、アニメやゲームなどの関係以外のものから学ばれることが多くなりやすい。筆者は、大人の発達障害圏の方の場合には、言葉のキャッチボールをきちんと行うことが、関係を育むことに繋がるのではないかと考えている。

三　人と繋がりたい——社会性の障害

【症例1】 三〇代男性

これまで、いくつかの仕事に就いたが、いずれも上司や同僚とうまくいかずトラブルが生じ、短期間でやめていた。「合わないと思ったら、すぐにやめた」と話した。男性にはそのつもりはなかったが、男性の話し方や態度が無愛想で攻撃的なように感じ取られたようであった。家庭内でも些細なことで荒れ、感情を抑えられないということで受診になった。

数年前に、世話好きの親方に出会い、男性は電気工事を始めることになった。先輩の仕事を見て勉強しなさいと言われたが、男性は自分で電気工事のやり方を開発した。元々、手先は器用で、学校でも工作や技術は得意でほめられていたという。同僚は、男性の仕事を見て「そんなやり方があるのか！」と驚くという。男性はトラブルがあるとしばらく休むということが続いていたが、親方が粘り強く声をかけてくれて仕事を続けている。

親によると「育てるのがすごく難しい子どもでこだわりがすごく強く、幼い頃から一人でいる方がよかった。突発的な行動が多く、思い通りにならないと不機嫌になった。小学校の時に、ソフトボールの試合中、『ボールがずっと飛んでこないから、帰ってもいい』と思い、家に帰ったことがあった」と言う。

社会の中の居場所をみつける

話をしていると、一つ夢中になっているスポーツがあった。それは比較的小人数で楽しむスポーツであった。男性は「合わないとすぐにチームを変える。今のチームの人とはよく合う」と話した。「試合の後に一緒にご飯を食べたりするような仲の良いチームか」と尋ねると、「ワシはそのようなチームは嫌い。今のチームは『集まって、試合して、終わったら帰る』それがいい」と話した。話を聞くと、男性とチームの接点は非常に少なかったが、少ない接点で、チームに所属するというのが男性にはよかったのであった。

彼にとっての、社会のなかの居場所の条件は、①面倒見の良い「親方」がいる。②我流ではあるが、「電気工事」という専門職。③最小限に人と社会との接点をもつという関わり方、であった。

ジャズ喫茶で働いていた女性

集団の中に入るのが苦手で、人と関わるのが苦手な自閉スペクトラムの二〇代後半の女性に会った時のことである。人付き合いはほとんどないということであった。それで、今はどのように毎日を過ごしているのかと尋ねたら、ジャズ喫茶にアルバイトに行っているということだった。「ジャズ喫茶って、大変じゃない？」と尋ねたら、女性は「私はジャズが好きなんです。それだけでなく、ジャズ喫茶は演奏が始まると話ができない。話していると、周囲の人から注意されるから、ほとんど話さなくてもいいんです」ということであった。私はその話を聞いてとても感銘を受けた。女性は人と話をするのは苦手で負担であったが、人が嫌いなのではなく、どこかで人を求め、人との接点を求めていた。ジャズ喫茶の中で、好きなジャズを聞きながら、人の中にいる雰囲気を楽しみ、人との深くならない交流を楽しんでいたのである。

社会性の障害というものは、人と繋がるのが苦手というよりも、人と仲良くなりたいが上手くいかずに苦しんでいると理解した方がよい人が少なくない。そして、その際の繋がり方の一つとして、人や社会との接点の薄い繋がり方というものがあるのではないか。それを尊重し、社会の中にその人なりに居ることができるように配慮することが大切ではないかと思う。

四　こだわりを、プラスに向けられないか？

【症例2】 七〇代の男性

男性は、アルコールの多飲を続け肝障害となり、内科に入院となった。「酒を昼間から飲んでいた」と言う。内科入院後、明らかな離脱症状は認められなかったが、経過よりアルコール依存症を疑われ、紹介となった。「生来、頑固。一度決めたら貫く。人間関係は苦手」ということであった。融通の利かない生真面目な人物ではないかと思って話を聞いていると、柔らかな物腰、話しぶりで意外であった。

男性は、二〇年ほど工業系の会社で安全管理を担当していたが、ある時、新しい上司と意見が合わず衝突し退職した。その後、ガソリンスタンドにアルバイトで勤めたら、「危険物取扱の免許」をもっているということで、三日目に所長に抜擢され、以後、定年まで勤めたということであった。

免許について尋ねると、二〇年勤めた会社では、「誰もが一つの免許・資格の取得を求められていた。免許にもいろいろな種類があり、一つ一つ資格を取っていった」と言う。「大変だったでしょうね」と言うと、「毎日、夜中の二時に起きて、試験勉強をしていた」ということであった。危険物以外にも一〇あまりの資格を取得しており、三〇代の頃は資格取得に没頭していたことがわかった。

資格マニアだったのである。当時、特別な目的もなく取った資格が、転職後「三日で所長」という結果になったのである。芸は身を助けるというが、資格マニアの資格が生きたのであった。

そこで、男性に、趣味や興味について尋ねると、盆栽、陶器収集、金魚、釣りなどたくさんの趣味をもっていることがわかった。とことんやったら興味がなくなってしまい、他のものに興味が移るということを繰り返していた。内科入院前は、海岸での魚釣りに凝っていた。毎日、朝は釣りに行って、魚は皆に配っていた。料理も好きで、一人で作って食べたり、皆に料理を配ったりしていた。「趣味人」として同好の人と交流し本来の凝り性を発揮して、人に一目置かれるレベルまで達していた。

どう考え、どうしたか

そこで、「アルコール依存症という病気があるが、どう思いますか?」と説明すると、「ワシは、確かに飲み出したら止まらなくなる。ブレーキが効かない。だけど、内科の先生にγGTPの数値が二〇〇と言われると、酒を減らして、一カ月で二ケタまで減らしていた。今度の新しい先生は心配性で精神科に紹介されたけど、γGTPさえ教えてくれれば大丈夫です」と言うのであった。男性が「内科入院中に、検査結果を教えてくれ、数字を教えてくれ」と繰り返し尋ねスタッフが困っていたが、その理由がはじめてわかった。

男性はこだわりエネルギーが飲酒に向かい肝障害をきたしていた。しかし、こだわりエネルギーを資格や趣味に注ぎ、それなりのレベルに達してもいた。自分の考えを曲げず、人間関係も苦手だったようだが、長い間、職場や趣味での活動を経る中で、「独特の雰囲気」を醸し出し、社会の中でのそれなりの位置を獲得していた。診断を確定することはできないが、自閉スペクトラム的と捉えた方が治療的ではないか。

男性には、アルコール依存症の心理教育をし、断酒会など自助グループに導入し断酒を目標とするよりも、数値へのこだわりを治療に活かし、男性の希望通り「γＧＴＰを指標とした節酒」という方針が一番実行可能なのではないかと考えた。その後、男性は、肝機能を指標にしながら節酒をし、釣りと料理を楽しんでいる。

こだわりは、マイナスに向かえば、強迫的な確認や心気的な不安、飲酒やギャンブルなどにはまりこんでしまうものとなる。しかし、プラスに向かえば、一つの技術や趣味などを究めるような生産的、建設的なものにもなる。そのため治療や支援においては、こだわりの向きにいつも注意が必要で、プラスの方向に切り替える、という発想が求められる。

五　筆者の考える精神療法の基本

苦手を得意に反転できないか

苦手と得意は裏表であり、苦手を得意に反転できないか、というのが筆者の考えていることである。たとえば、人との交流が苦手な若者であれば、裏方の一人仕事になると力を発揮するのではないか。こだわりの強い若者であれば、変化の少ないコツコツ働く仕事で力を発揮するのではないか。注意が転導しやすい多動的な若者であれば、デスクワークよりも動きのある仕事で力を発揮するのではないか、などである。

周囲の環境

仕事内容が多様で混乱している場合には、内容を明確にすることなど、職場環境には配慮が必要である。「軽作業の雑用」が、しばしば「難しい仕事」になることがあるし、「高度な研究」が、時には「好きな軽作業」になることがある。複数の指示が同時にあると混乱やすく、「一つひとつ、ていねいに」が原則となる。聴覚過敏があると、イヤホン、イヤーマフなどで対処することも求められる。

ただ、職場で働けるかどうかは、その人のことを気に留め、少し味方をしてくれる上司や先輩がいるかどうか。「困っていないか」とこまめに声をかけてくれる、「困ったことを相談できる」上司・先輩、同僚がいるかどうかもとても大切である。最近は、仕事の内容については配慮してもらえることが増えたが、職場の人や雰囲気を変えることはなかなか難しい。

筆者の考える精神療法の基本

まず生活についてたずね、その中にある具体的に困っていることを見つける。困ったことは、しばしば自覚されていないことが多く、日常生活をていねいにたずねているうちに、浮かび上がってくることが多い。

その上で、困っていることとの、苦しみやしんどさを共有する。その際には、確かな言葉のキャッチボールを心がけ、「人と繋がる」という感覚（信頼）を少しずつ育む。その後はじめて、考えを切り替えることや、助けや助言を求めることが可能になる。また、こだわりなどの特性を、できるだけプラスに活かすことはできないかと考える。このようなことを、地道にコツコツと行うことではないかと考えている。

六　大人の発達障害と森田療法

森田療法は、簡潔明瞭な言葉で記され具体的である。ウラを想定していない精神療法である。発達障害圏の人たちは、人の心のウラを読む、自分の心にウラをもつことが苦手な人が多いので、ウラのない精神療法は馴染みやすい。

森田療法は「あるがまま」「なすべきことをなす」など、キイワードが簡潔にまとめられている。だが、それは抽象化され凝縮した言葉なので、それだけではわかりにくい。具体的に言葉で説明するなどで、ガイドする、補助線をつけると有用になると思う。

森田神経質（内向的、自己内省的、心配性、敏感、些事にこだわりやすい、完全主義、理想主義、頑固、負けず嫌い……）と言われた人たちの一部は、現代では、自閉スペクトラム症圏といえるのではないかと思う。

「あるがまま」

「あるがまま」は、そのままではなかなか実践されにくく、特定のものに不安や心配が固定した状態が続きやすい。ジグソーパズルが好きと話した男性は、その理由を「無心に集中できるから」と説明した。矛盾を秘めた表現ではあるが、安全で安定した一点に注意を注ぐというのも、「あるがまま」の一型としてもよいではないかと思う。一点に集中することによって、不安や心配を回避しているということもできるが、受け入れているとも考えられるのではないだろうか。

「精神交互作用」

「こだわり」は、その人の置かれている環境の中の何か向かいやすい。たとえば、注意が身体に向き、便秘や不眠をはじめとする症状・副作用が強く自覚されやすい。それが頑固な症状になることもある。そのようなとき、図を描きながら「精神交互作用」の説明を行うと、具体的・論理的で納得がいきやすい。筆者は診察室にいろいろなサイズの紙を用意し、その人にあった図を描くことが多い。

「なすべきことをなす」

中井久夫は統合失調症において、問題を局地化できないことを指摘したが、発達障害圏の人は、現実生活の小問題が「生きる・死ぬ」の大問題になりやすい。臨床においては、大問題を引き起こしている、日常生活の小問題に対処することが大切となる。

その際に「なすべきことをなす」という行動本位はとても重要である。しかし、そのままでは抽象的過ぎて伝わりにくい。「問題を整理し、具体的に、順番をつけて、一つひとつ、『なすべきことをなす』」と助言すると入りやすい。「楽しいことを貯金するのが、元気になる秘訣です」などと話すこともある。楽しいことにはまり込むのを勧めるのである。

おわりに

形外会の記録（『森田正馬全集 第五巻』白揚社、一九七五）を読むと、何カ所か「休息は仕事の中止にあらず、仕事の転換にあり」という森田正馬の言葉が出てくる。休むということは、何もしないことではなく、何かに注意を転換すること、と指摘しているのである。前述したように、こだわりはその方向をいずれに向けるかが大切になる。これまでは、休息とは何もせずに休むことと考えられやすかった。しかし、発達障害圏の方や、現代における軽症うつ病、適応障害の方などへの精神療法において、「転換」「切り替え」こそが大切になる。注意や行動を転換すること、切り替えることの大切さを、一〇〇年前に森田は指摘していたのである。

精神病状態を反応性という視点から考えてみたらどうだろうか
——統合失調症と自閉スペクトラム症

はじめに

筆者は二つの大学病院で約四〇年働き、現在は精神科病院に勤務している。若い医師とともに、スーパー救急病棟での診療に関与しているが、若い人の初発の場合、古典的な統合失調症を診ることがほとんどなくなった。大学病院に勤務時代もそう感じていたが、それは大学病院という場所の特殊性で、急性期の統合失調症の患者さんが受診されないからではないかと思っていた。だが、精神科病院に移ってからも初発の統合失調症を診るのは稀で、臨床現場から古典的な統合失調症が消えたというほど少なくなったのである。正確に言うと、ＤＳＭ－５などの操作的診断基準では、統合失調症という診断に当てはまる患者さんは今でもおられるが、筆者の頭のなかにある古典的な統合失調症というものに当てはまらない患者さんが多い。一言でいえば、病像と経過が非典型、非定型なのである。

脳と心と環境が相互に影響しあって精神疾患は形作られる。古典的な統合失調症は、主として脳、生物学的な要因によって引き起こされると考えられてきた。圧倒的な恐怖のなかで周囲との関わりを拒絶する患者さんを前にして、筆者もそう感じていた。だが、その病像と経過には、思っていた以上に環境要因（生活環境や治療環境）が影響を与えていたのではないか。時代とともに、生物学的要因もいくらか変化しているであろうが、古典的な病像がこんなにも少なくなったことは、環境要因抜きには説明できないように思う。

それだけでなく、これらの患者さんは、これまでの主として統合失調症を対象とした治療体制では十分に対応できない人が多いことも実感した。対応に追われているうちに、気がつくと入院が長期化し、病像が慢性化、難治化したように思われる例がある。精神病状態を反応性という視点から理解し治療・支援を行うことによって、その人なりの回復を保障し、長期化、慢性化、難治化することを防げないかというのが、本稿を記す動機である。

本稿では、このような筆者の印象や考えを、事例を紹介しながら記してみたい。

一　反応性と考えるとはどういうことか

ヤスパース以降、多くの精神科医は、神経症は了解可能、統合失調症は了解不能と考え、神経症は「了解」し、統合失調症は「説明」すると考えてきた（Jaspers, k.）。今でも、精神医学の教科書に記載される基本である。この「了解」と「説明」を整理し、改めて反応性という視点から考えてみたい。

1　病像を、観察し説明しようとする視点

これは一般医学的な病態理解で、自然科学的理解と同様に、精神症状の背後に脳の異常を想定して、因果的に説明しようとするものである。具体的には、病像を外から客観的に観察し説明しようとする診かた、記述精神病理学的視点となる。ヤスパース以降、統合失調症の中核症状は了解不能と捉えられるようになり、特に一九七〇年代以降、生物学的精神医学の発展とともに、精神医学の潮流は客観的に観察する方向へと向かっていったように思う。筆者も一九七〇年代の後半に研修医となったとき、統合失調症の微かな徴候に気づく眼差しを鍛えられたことを思い出す。

2　病像を、主観的な体験の連続として了解しようとする視点

精神症状を主観的な体験の連続線上に理解しようとするものである。ヤスパース以降においても、統合失調症を了解しようとする試みは続いてはいたものの、基本的には了解不能と考えられてきたように思う。だが筆者らは、持って生まれた発達特性（社会性の障害、コミュニケーションの障害、こだわり、感覚過敏など）に、心理社会的な負荷が加わり、特性と負荷が組み合わさって、その人独特の困った状態となり、反応性に精神病症状が出現したと理解できるものが少なからずあると考えるようになった（青木、二〇一二、二〇一四、二〇一五、二〇二〇、二〇二一）。「患者と同じ状況に自分の身を置き患者の気持ちになってみて、患者の行動を理解しようとする」（村井、二〇二一）ことが、可能なものがあると思うのである。

反応性と捉えるという視点は、精神病状態を診たとき、「何に、どのように、困ったのか」という主観的な体験を理解・了解しようとする眼差しとなる。「何」に困ったのか、「何」を解決することはできないか、「何」とうまくつきあうことはできないかなど、「何」にどのように対処するかを考えることにつながる。

負荷になっているものを取り除き、新たな負荷が加わってこじれないように気をつけていると、症状はそれなりのスピードで改善することが少なくない。精神病状態や重度の抑うつ状態を、急性ストレス反応、心的外傷後ストレス障害、適応障害などと同様に、反応性の文脈で捉えることはでき

ないか。それは、内的な体験の連続性に注目し、了解可能性を探ろうとするものである。

もちろん内面に目を向け反応性と捉えるという姿勢だけに意味があるのではない。客観的に観察し症状を捉えるという姿勢にも意味があり、両者が両輪のように働いてはじめて臨床は成立するものだと思う。実際に臨床を行う際には、この両者の視点をもち、二つの治療仮説・見立てを持ちながら、その人に合った治療や支援を考えることが求められているのである。

二　症　例

【症例1】 四〇代の男性　一過性精神病状態を繰り返した例

工業高校を卒業後、機械を使った仕事についたが、長続きせず転職を繰り返した二〇代前半に、被害妄想が出現し閉じこもり、精神科病院に短期間入院した。その数年後に、再び興奮・錯乱状態となり、再入院となった。その後、統合失調症として、不定期に治療を受けてきたという。この七年ほどは部品製造会社に勤めていたが、再び職場の人に対する被害妄想を伴った興奮・錯乱状態となり入院し、郷里の病院でということで転院してきた。

転院時の診察で男性は、「機械を使って自分の仕事をしていた時は問題なかった。一年前に、真面目さが評価され、バイトから正社員に昇格した。その後、若いバイトに仕事を教えるようになったがうまく教えられず、上司からは若いバイトの教育ができていないと叱られるようになった。「上と下の間に挟まれるようになったのです」と話した。機械での仕事は問題なかったが、職場の人間関係が大きな負担になったのではないかと考えた。

a　何が起こったか

入院後すぐに看護師が、「とてもいい人なんですけど、距離が近いというか……。誰かが何かを読んでいると、突然近づいて、覗き込んでそれを読もうとする。デイルームで（リハビリ目的で）歩行練習をしている人がいると、スタッフの横について一緒に指導したりするので、驚いたんです」と話した。更に、作業療法スタッフは、「レクリエーションで卓球をするとき、相手が構える前に打ち始めたので驚きました」と話した。

b　どう理解し、どう対応したか

スタッフの話を聞いて、男性が「人との距離のとり方や人の気持ちを感じとるのが苦手」であり、更には「病院の中でどう振る舞ったらいいのかがわからない」と気づき、自閉スペクトラム症圏ではないかと感じた（診察室ではわかりにくい時もあるが、日常生活や病棟生活を見ていると、自閉スペクトラム症らしさが、一つのエピソードから分かることがある）。

そして、職場での若いバイトの指導は、その人たちの忙しさや気持ちなどに気づかない指導ではなかったか、それが若い人たちの不満や反発を招いたのではなかったかと考えた。その上に、上司から指導できていないと注意され、若い人たちを指導しようとすればするほど、余計に不満と反発を招き、最終的に両者から非難される形となり、それが妄想や混乱をひきおこしたのではないかと考えた。

男性は悪意がなくて人がよく、「人付き合いが苦手」という自覚はなかったが、自分の言動を相手がどう感じるかをキャッチできず、そして場面にふさわしい行動がとれず、「仕事はできるが協調性がない」「自分勝手な行動をとる」などと誤解されてきたように思われた。これまでの被害妄想を伴った興奮・錯乱状態は、周囲から責められ、追い詰められた時の反応と理解できるように考えた。

男性は、「病院はすることがなくて退屈」と話し、「有給休暇のうちに職場復帰をしたい」と希望したので、リハビリ（クラフト製作）を勧め、その集中や疲れ具合を見ながら、職場復帰の計画を立てることにした。職場は、男性の真面目さを評価しており、復帰受け入れに問題はなかったので、上司には本来の部品製造の仕事を増やし、バイトの指導を減らしてもらうように依頼した。

男性の場合、「若い人の指導を減らす」という環境調整と復職を優先した。工場という職場が男性には合っていると思ったし、職を失うことは男性に新たな不安を生じさせると考えたからである。「対人関係の苦手に気づき、スキルを上げる」ということも治療目標になるが、それには時間を要するし、早急に変化を求めると混乱を招くだけだと考え、「若い人の指導は、時間を決めて短時間に」と助言するに留めた。

c　小括

男性は三回目の精神病状態であった。一時、混乱、興奮、被害妄想なども認めたが、回復後の経過はよく、急性一過性精神病状態を繰り返しているような状態であった。操作的診断基準では統合失調症の緊張型などと診断することも可能だが、筆者は病棟での患者の一連の行動と、これまでの経過から、自閉スペクトラム症圏の反応性の精神病状態と理解したほうがよいと考えた。その方が、これまでの経過を一連の繋がりをもったものとして理解できるだけでなく、治療や支援が異なってくると考えたからである。

【症例2】　三〇代男性　統合失調症の妄想型のように見えた例

乳幼児期より、母親に反応しない、視線の合わない子どもであった。中学校の時にいじめを受け、中三より不登校となり、精神科クリニックを受診した。発達歴や心理検査などから自閉スペクトラム症と診断され、数年間ひきこもっていたという。その後興奮や妄想が出現し、入院治療を受けたこともあったが、仕事をしなければと家を出て、遠方で単身生活をはじめた。家賃の安いアパートをみつけ、数年間一人暮らしをした。仕事はいずれも短期間でやめていたが、苦しい時には送金してもらいながら、何とか生活していたという。最後の仕事で、「お前は仕事ができない」ときつく怒鳴られたらしい、その直後から「監視カメラで見られている」「盗聴されている」などと妄想的な発言をするようになり、興奮・混乱となって警察に保護され、入院となった。

a　入院環境への反応

入院前の盗聴、盗撮などの妄想はすぐに消褪したが、入院後も漠然とした被害関係念慮が続き、経過からは統合失調症の妄想型も疑われた。しかし、よく見てみると病棟での被害的な言動は、病棟スタッフの「ちょっと待って下さい」「後から行きます」というような漠然とした表現を、「自分を軽くあしらっている」「バカにしている」などと受けとめた結果であることがわかった。人の言動の意図を適切に理解できないようであった。それだけでなく、何事にも厳密でスタッフの説明が少しでも食い違うと混乱するようであった。病棟のルールにこだわり、ルールが曖昧であることが許せなかった。男性自身もルールを厳密に守り、人にもルールを守るように求め、「あんな行動を許していいんですか」などと怒るのであった。

入院理由や病棟のルール・スケジュールなどはいずれも伝えられてはいたのだが、男性にはうまく伝わっていなかった。それ以後、病棟のルールなどについて、一つ一つ確認するのが続いた。「看護師の訪室は夜間何回か？　やめることはできないか」「敷地内制限というが、どこまでが病院の敷地なのか？」などさまざまなことを、攻撃的な口調で問いただした。

b　どう理解し、どう対応したか

入院前の被害妄想は、職場の対人関係の悪化や上司の叱責などに反応して出現したものと考えられたが、入院後の被害念慮は、スタッフの曖昧な言動や不明瞭な病棟ルールに反応しているものと考えられた。いずれも、漠然とした曖昧な言動の意図を読み誤り、被害的に解釈しているようであった。特に、入院後は病棟という新しい環境のルール・枠組みが曖昧であったり、男性の考えていたのと異なっていたりすると混乱し、不安や怒り、被害念慮が湧き、執拗に確認していたものと考えられた。当初は確認の多さや攻撃的な口調にスタッフも当惑したが、一つ一つの質問に、ていねいに説明し納得を得るようにした。誤解が生じないように、言葉のやりとりを心がけた。攻撃的に話すのだが、納得すると怒りはふっと消えるように収まった。当初は時間を要したが、少しずつ確認の回数も時間も減り、退院していった。その後も、定期的に通院している。

入院までの経過や症状をみると、操作的診断基準による統合失調症という診断も可能であったが、速やかな症状の消褪や入院後のこだわりやスタッフへの言動から、反応性の精神病状態と理解できるのではないかと考えた。

C　小括

男性は、何回かアルバイトについたが、曖昧な言動やルールが読みとれず、被害的となり、いずれも短期間でやめさせられていた。その上で「仕事ができない」と叱責されたことにより、反応性の精神病状態になったと思われた。入院後は病棟という新しい環境でのスタッフの曖昧な言動や不明瞭なルールを理解できず、不安や怒り、被害念慮が湧き、攻撃的に確認するようになった。もし男性を抑えつけるように、曖昧な病棟のルールに従うことを求めたらどうなっただろうか。男性の反応性の精神病状態が持続・増悪し、入院の長期化、病状の慢性化をもたらしたのではないかと思う。それだけでなく、男性の確認によって、病棟のルールの不整合や矛盾に気づかされることもあり、それをルールに反映させることもできた。もちろん、男性の厳密さに合わせ過ぎると、治療スタッフが厳密さに縛られ苦しくなる。ルールの大枠は明瞭であることが大切だが、細部を厳密にすると病棟運営が難しくなる（時間通りやルール通りにいかないことが、しばしば出てくるのが病棟という社会である）。本人の考え方に合わせられるところは合わせるが、本人も病棟生活に合わせなければならないところがある。この配分がとても大切となる。

三　考　察――治療と支援はどう変わってくるか

では、発達障害の反応性の精神病状態と捉えることで、治療や支援はどう変わるのだろうか。統合失調症と自閉スペクトラム症の治療や支援には、共通点も多い。一九八〇年以降にわが国で花開いた統合失調症の精神病理学は多くの治療的な示唆を含むものであったが、それは自閉スペクトラム症においても大切であるものが多い。安全で安心な環境を提供し、休養をとりながら関係を築いていくことがもちろん原則である。中井久夫の指摘した「押し問答」「焦りとゆとり」（中井、一九八四）などは、こだわりの強い自閉スペクトラム症においても留意が必要である。中井をはじめとする先達の言葉は、自閉スペクトラム症の臨床においても大切なものが少なくない。しかし治療や支援においては、いくらか異なった配慮も求められてくるとも思う。

1　本人の変化を目指すか、環境を本人に合わせるか

治療には、①本人の変化をめざすアプローチ（精神療法や薬物療法など）と、②環境を本人に合わせるアプローチ（環境調整）とがある。

これまでの統合失調症の治療は、①が中心であり、②は補助的な位置づけであったが、反応性の

精神病状態の治療では、まずは、②の環境調整を行うことが大切となる場合が多い。環境調整によって、心理社会的な負荷の軽減・消失をはかるだけで、症状が改善する場合もある。しかしそれだけでは、新たな負荷によって再発する可能性はあり、治療経過の中で、①の本人の変化、たとえば、負荷への対処法、環境との折り合いの付け方などを考えることも大切となる。また心理社会的な負荷を軽減することが難しいときもあり、その際も、①の本人の変化が求められるようになる。

定型発達の人たちが多数派の社会に、少数派である自閉スペクトラムの人たちが、その人らしく共存して生きるかたちを模索するのが、②の環境調整であり、多数派の中で少数派が生きていくスキルを身につける（折り合いをつける）ことを模索するのが、①の本人の変化と考えることもできる。

幻覚妄想、不安抑うつ、感覚過敏などに、薬が有用なことがあり、筆者もしばしば処方しているが、薬にも過敏な人が多く、単剤・少量を心がけている。時には処方しないこともある。反応性の精神病状態の場合は、薬は補助的なものではないかと考えており、まずは、安全と安心を提供する環境調整を心がけている。

2　治療や支援が、新たな反応を作り出してはいないか

治療や支援が新たな反応を生み出す可能性にも留意が必要である。外来治療や入院治療の反応

として、それまでの精神症状が継続したり増悪したりすることがあるし、新たな精神症状が出現することもある。病棟という人の声や物音が刺激となったり、病棟のルールが読みとれず混乱したり、個々のスタッフの対応の違いに混乱したりなどの、小さなストレス反応が繰り返されることがある。時には、治療に納得がいかず拒絶するなどの大きなストレス反応が出現することもある。「何」かに反応して入院したのに、新たな「何」かに反応してしまうのである、それが本来の病気固有の症状とみなされると、「何」かに反応しているのが見落とされることになる。それだけでなく一つの反応が改善しないうちに、次の刺激が加わり、反応はより程度を強めたりする、それらが入院の長期化、症状の慢性化、難治化をもたらすことがある。

長期化、慢性化、難治化を防ぐためには、治療や支援が過度の適応を求めてはいないかと考えてみることも大切となる。たとえば入院治療の場合だと、（A）入院前の現実的な負荷から解放され、護られた病棟の中で休養するとともに、人からの働きかけや薬物療法などを受け、精神症状が改善する、という治療的な側面がある。同時に（B）病棟という集団生活への適応（たくさんの人、話し声や物音、デイルームでの食事、入浴、集団活動など）、病棟という社会の構造やルールへの適応、薬物療法などの入院治療を受け入れるという意味での適応など、新しい環境への適応を求められるという側面がある。これまでの統合失調症の入院治療においては、（A）治療的な働きかけを行うと、いくらかの困難はあっても（B）病棟への適応も進行していくものと考えられていた。だが、自閉スペクトラム症の反応性の精神病状態の入院治療においては、（B）病棟への適応を求めると、新たな反応性の精神病症状が出現し、（A）治療・休養が困難になる場合がある。

ここで述べている反応とは、定型発達の人たちが多数派である社会の中で、少数派である自閉スペクトラム症の人たちが起こす不適応反応と言ってもよい。たとえば、病棟ルールは定型発達の人たちのルールであり、自閉スペクトラム症の人たちの厳密なルールや独特のルールとは異なって、曖昧で非合理的な部分がある。たとえば、デイルームで食事をとるなどは定型発達の人たちの食事のとり方であり、自閉スペクトラム症の人たちは一人での食事を好むことが少なくない。定型発達の人たちの文化・ルールへ合わせることを過剰に求めると、反応が起きる。それは自閉スペクトラム症の人たちが学校や職場という場で、集団に合わせることを求められて苦しんだことの再現である。このように新たな反応が起こりやすいことに留意しつつ、自閉スペクトラム症の人たちが過ごしやすい病棟環境というものを、いつも考えていくことが求められているだろう。行ってはいけないのは、病棟という集団に無理に馴染ませようとすることである。これはしばしば外傷的になる。

3 まず配慮したいこと

言葉は伝わっているか

ごく基本的なことであるが、スタッフの言葉は想像以上に伝わっていないことが多い。患者さんは、スタッフが早口、小声、不明瞭な発音で話すと聞きとりにくい、「ちょっと」とか「もう少し」というような曖昧な表現は混乱を招きやすい。まず、相手が理解できるようにきちんと話すという配慮が求められる。明確、明瞭な表現を心がける必要がある。

情報をきちんと伝えるということも大切である。人の言葉が聞きとれず、いろいろな情報が入ってこず、集団の中にいて困惑している人に稀ならず出会う。言葉や情報をていねいに伝える。まずは、情報の入力を保証したい。

同時に、自分の気持ちや考えを言葉で人に伝えるという発信（出力）が苦手な人が多いので、相槌を打ちながら話を聞くとか、答えやすい質問をするなどで、話しやすくすることも大切である。患者さんは急かされることに弱い。急かさず、じっくりと耳を傾けてもらうと、想像以上に話し出す患者さんは少なくない。

刺激が多すぎはしないか

ＡＤＨＤ傾向があれば、刺激が多いほど注意が移りやすく、落ち着かなくなりやすい。自閉スペクトラム傾向が強くなると、刺激が多いと処理できなくなり混乱しやすい。感覚過敏のある患者さんの場合、人の声や物音という音刺激に苦しめられている場合もある。刺激が不必要に多くならないように、環境に配慮することが求められる。不安や緊張は刺激に対する反応性を高めやすく、日常生活での変化や入院生活という環境変化は、刺激に対する過敏さを強めやすいので留意が必要である。

こだわりを誤解してはいないか

［症例2］のようにこだわりが強いと、たとえば病棟のルールについて執拗に確認することや、自分のルールへの固執などが起こりやすく、「協調性がない」「わがまま」などとみなされやすい、執拗さは、過度の依存と誤解されることもある。心配事を執拗に話すと、スタッフが十分に対応できなくなることもある、スタッフの言動の違いに混乱して、スタッフを批判するということも起こりやすい。

スタッフの提供できる時間には限界があるが、やはり本人の話を聞き、ていねいに説明することを心がけたい。こだわりが強い人ほど、できるだけ納得を得ながら進めることが求められる。もちろん、話を聞いたうえであるが、できること、できないことを明確に伝えることは、混乱を招かないためにも大切である、

おわりに

繰り返しになるが、反応性の精神病状態と捉えることで、治療や支援は変わってくる。より環境への配慮が求められるだろう。困っている現実の環境が変わるだけで改善する人も少なくない。精神病状態を過ぎたら、これまでの統合失調症の社会復帰プログラムを考えるよりも、自閉スペクトラム症の就労や生活支援という視点から考えるほうがよい場合が少なくない。精神病状態の時には薬物療法を行うとしても、維持療法はどうか。判断に迷う例は少なくない。薬よりも環境調整や生活支援のほうが大切という印象を、筆者はもつのだがいかがだろうか。

今後の課題と考えているのは、統合失調症と自閉スペクトラム症の両方を持っているとしか言えない一群があることである。反応性と本論で述べたのは、ベースに自閉スペクトラム症があり、その上に精神病状態が乗っているような例である。だが、精神病状態と自閉スペクトラム症が渾然と入り混じったような例がある。このような例をどう考え、どう対応したらよいか。まさに今後の課題だと考えている。

大人のトラウマの臨床から見えてくるもの

一　成人期臨床におけるトラウマ

成人期臨床において、トラウマ的体験によって引き起こされるのは、心的外傷後ストレス障害(post-traumatic stress disorder; PTSD)や複雑性ＰＴＳＤだけではない。これらの障害は「生死に関わるような出来事」などによると定義されているが、実際には、生死に関わるような出来事ほどではなくても、傷つきトラウマ反応を起こしている人がたくさんいる。客観的な強度と主観的な強度のズレというものもある。また出来事から時間が経っていて、どの程度のものだったのか、客観的な情報が得られないことも少なくない。これらも含めて、広くトラウマという言葉で考えてみたい。

比較的些細な（ように見える）出来事と、受け手の感受性の強さが相まって、トラウマ反応が起こってくることがある。これらを「トラウマ反応」と広く捉えることが、臨床的には大切になる。筆者は、理解のための「トラウマ」は広く、PTSDなどの診断は厳密に狭くとることが求められていると考えている。特に臨床においては、心の傷から血が流れているのに気づくことが、とても大切となる。

二　トラウマ関連症状は、しばしばひっそりとある

トラウマ関連症状は、こちらから尋ねないと話されないことが多い。尋ねても話されないことも少なくない。トラウマは、不安や抑うつ、幻覚や妄想、強迫や嗜癖の背後に、ひっそりとあることが多いのである。

たとえば、抑うつ状態が続き、なかなか復職できない患者の場合、職場の「いじめ」がフラッシュバックし回避していることがある。作業所に見学に行っても毎回やめてしまう患者の場合、集団を見ると、中学時代の「いじめ」がフラッシュバックしてきていることがある。このところ寝つけませんと訴える患者の場合、布団に入ると、昔のつらい出来事がフラッシュバックしていることがある。

実際、直前にトラウマ体験があればトラウマ反応を疑うが、時間が経った過去のトラウマ体験は語られないと疑わない。まして、語られない小児期の逆境体験（虐待など）は気づきにくい。そも

そもトラウマ体験は、恥ずかしいとか自分が悪いというような感覚を伴いやすく、それ自体が話しづらいものである。時には、トラウマ体験は解離されて、本人には自覚されないものとなっていることもある。「あの頃の記憶があまりないのです」「小さい頃のことを憶えていません」などと話されることも多い。

トラウマ関連症状は、本人にとっては「いつものこと」で、日常的なものとなっていることが多い。そのような場合には、異物のような症状として自覚できない。フラッシュバックも、毎日起こっていれば、話すほどのことではない「当たり前のもの」になっていることも少なくない。もちろん、回避や解離は、本人も気づいていないことが多いものである。

トラウマ体験もトラウマ関連症状も、隠しているわけではないのである。

三　児童虐待が、活性化してくることがある

【症例1】五〇代女性　抑うつ状態

女性は、長引く抑うつ状態で受診してきた。夫婦二人暮らし。子どもは二人いたが、それぞれ家庭を持ち、遠方で暮らしていた。診察時、口調と振る舞いが、過剰なくらい礼儀正しいのが印象的であった。長年、この地を離れていたが、親の介護も兼ねて戻って来てから、抑うつ状態が始まっ

たという。

しかし、単に抑うつ的なだけでなく、希死念慮が底流に流れ、昼間から、不安で淋しくなり、アルコールを飲み始めると止まらなくなるということであった。深夜に一人で飲むこともあった。抗うつ薬はあまり奏効せず、抑うつ状態は改善と増悪を繰り返した。何か原因があるのではないかと尋ねてみたが、「思い当たることはない」ということであった。

だがどうも、実家に戻り母親に会うと、その後、調子が悪くなるようであった。実家に戻ったときのことを尋ねると、「母親にきつく叱られ問い詰められ、帰ってから、自分はダメだ、悪い子だと責めてしまう」と話した。

筆者は「母親に会いにいくのをやめたらどうか」と提案したが、「母を放っておくと可哀そうで、どうしても行ってしまう」と言い、その後も母親の世話に行き、責められて抑うつ的となるのを繰り返した。夫によると、母親が女性を厳しく責めるのは事実のようで、女性自身も「幼い頃、母親はいつも怒っていて恐かった。今でいう虐待、でもいつも私が悪いからと責めていた。そして、いい子にならなければと思っていた」と話した。言葉の暴力だけでなく、激しい体罰と養育の放棄のようなものもあったようだ。

女性は、不安や自信のなさ、自己否定的な思考などが続いているだけでなく、時折、自己破壊的な衝動も出現し、不安定であった。これらは、女性の幼児期から続くトラウマからくるもの、すなわち、自己肯定感や他者への信頼という生きる基盤が揺らいでいることによるのではないかと考えた。

女性には、抗うつ薬を処方したが、あまり効いたという印象はない。不眠は抗うつ薬や睡眠導入薬でいくらか改善したが、薬とアルコールを同時に飲み健忘が出現したため、できる限り少量処方を試みた。女性には、「母親に会わないこと」「あなたは悪くないこと」「自分を護らないといけないこと」などを繰り返し話し、女性はゆっくりと回復していった。

それには、女性が少しずつ母親と距離をとれるようになったことと、母親が高齢になり女性を攻撃する力が弱まったこと、特に母親に会うときに付き添うなどの夫のサポートが大きかったように思う。

筆者には、女性が幼少期に体験したことは、主観的な意味では「虐待」だが、客観的にも「虐待」といえるものかどうか、はっきりとはわからなかった。ただ、母親に会ったときの母親の言動を聞くたびに、「虐待」と捉えたほうがよいのではないかと考えるようになった。母親も女性に会うと、怒りや自慢などの感情が湧き起こるのを止められないようであった。小児期のトラウマ体験が、母親から離れ遠方で暮らしていた時期には落ち着いていたが、五〇代となり転勤で近くに住むようになり、親との接近が虐待場面の再現となり、不安・抑うつ、再体験、フラッシュバックなどが活性化したものと考えられた。

女性のように、小児期に虐待などの逆境体験を持つ人が、比較的安定した期間を経たのちに、トラウマ関連症状が活性化してくることを稀ならず経験することがある。それは、育児場面で泣き止まない子どもを前にしたときであったり、親に介護や世話が必要になり親との接触が増えたときであったりする。

小児期に虐待を受けた子どもは、周囲の大人がそれに気づくことで、義務教育年齢では、児童福祉や教育や医療からサポートを受けることが多い。しかし、その後はサポートの薄い大人社会の中に入ることが少なくない。その移行期につまずく子どもをしばしば経験する。たとえば、虐待を受け養護施設に入所していた子どもが、高校卒業後に退所し一人暮らしを始め、短期間のうちに新たなトラウマを受け、混乱したりすることを経験することがある。

子どもから成人に移行する時期への支援がもっと手厚くなることが求められている。

四　トラウマに気づくと治療や支援が変わる

【症例2】 二〇歳代の男性　幻覚妄想？

幼少時の成長・発達の遅れは指摘されず、小学校卒業までは、特に困ることなく過ごしていた。中学入学後より不眠、気分の落ち込みがみられ、気持ちが沈んだときに、荒れるようになった。中学三年頃より「馬鹿！」「邪魔だ」といった、本人を責める声が頻繁に聞こえるようになり、その幻聴は高校進学後も続いた。高校二年から不登校になり、近くの精神科病院を受診。統合失調症と診断され、薬物療法が開始された。

その後も、本人を責める幻聴は続き、「自分には生きている価値がない」と自傷行為や自殺企図を繰り返したため、そのたびに前医に入院し、薬物調整を行い、二〇回ほどの入院になっていた。幻覚妄想が活発で、自傷行為や自殺企図が繰り返されるという、不安定な病状で、治療抵抗性の統合失調症と判断され、薬物療法の見直しや修正型電気けいれん療法はどうかと、当院に紹介となった。

診察時、「幻聴や被害妄想が出てきて苦しい」というものの、それは限定した対象のものであり、不特定多数の人や漠然とした恐怖心のようなものは認めなかった。礼儀正しく、対人関係の敏感さや、自責的な思考などが認められた。「対人関係で傷ついた出来事があるのではないか？」と尋ねてみたところ、小学校時代に、「父親から叩かれる、大声で怒鳴られる、無視される」といった身体的・心理的虐待を受けていたことがわかった。本人が精神科に入院するようになってからは、父親からの暴力はなくなり、今は両親との関係は良好であると話した。

そこで筆者は、「あなたの病気は、統合失調症というよりは、つらい出来事が関係しているもののように思う」と説明したところ、「統合失調症と言われても、本当にそうかなーっと思っていた。はじめて納得できました」と言った。病院を退院し家に帰ると、「昔、父親が開けた壁の穴が見えたり、大声を聞くと、当時の光景が映像として浮かんでくる」と言い、二〇回の入院は、父親の大声などでパニックとなったときであることがわかった。

幼少時からのつらい体験がトラウマとなり、父親の大声などがリマインダーとなり、過覚醒やフラッシュバック、幻聴や妄想、自責感などが出現しているものと思われた。そこで治療方針を見直し、薬物療法や修正型電気けいれん療法よりも、家から出て一人暮らし（グループホーム、アパート）をすることを目標とし支援していくことにした。

五　治療と支援

1　安全と安心を提供する

トラウマに焦点化された特異的な精神療法はあるが、筆者は何よりも安全感・安心感を提供する非特異的な精神療法や環境調整が大切だと考える。非特異的な精神療法とは、患者の「苦しい気持ちや状況」に気づき、受け止めるとともに、生活支援などを行い、少しでもよい体験を増やし健康な部分を膨らませながら、自然治癒・自然回復を引き出そうとするものである。それが、傷が癒える基盤となる。「傷を癒す」という積極的な治療姿勢が時には求められることもあるが、「傷が癒える」のを手助けするという治療姿勢が基本的と考えるのである。

2　治療者や支援者との関係が不安定になりやすい

トラウマ、特に人からのトラウマは、人を信頼するというその人の基盤を揺るがすものである。そのため、トラウマを持つ患者、利用者は、しばしば敏感で、不信感や被害感を抱きやすくなりやすい。人に近づいたり遠ざかったりしやすく、ある人をほめたり別の人をけなしたり、それがまた反転したりと不安定となりやすい。助けてもらいたいけど、恐い。信じたいけど、裏切られるような気がする。些細な人の言動に敏感で、被害的、攻撃的となりやすい。そのため、支援が必要なのに支援を拒否し、支援が切れてしまいやすい。だからこそ、彼らの「ほめる」「けなす」などの言動に一喜一憂せず、治療や支援を粘り強くやっていく必要がある。

3　複数の人や機関で生活を支援する

トラウマを持つ利用者には、複数の人や機関でのネットワークによる生活支援が大切になるが、支援者に対する不信や猜疑が生まれやすく、壊されやすい。虐待などのトラウマのある人たちは、支援が必要なのだが、支援を受け入れるのが苦手な人たちなのである。

その際、留意しておきたいのは、直接、支援している人が、孤立したり疲弊したりしないように、全体でバックアップしていくことである。対人関係や感情の不安定な人たちは、「生きていくのが不安で困っている人たちではあり支援が必要だが、その人たちを支援するのはなかなか難しいことなのだ」と皆で認識し、誰かに負担がかかりすぎていないかなど、ネットワークが綻びないように、常に意識している必要がある。

4　治療や支援でトラウマを作らない

治療や支援は、過去のトラウマを想起させたり、新たなトラウマを作ったりしやすい。たとえば治療においては、パニックや混乱、大声や飛び出しなどに対して、当の患者を護るために、そして他の患者やスタッフを護るために、制止や抑制をせざるを得ない場面は決して稀ではない。だが、その制止や抑制が、トラウマを想起させたり、新たなトラウマを作ったりしやすい。患者やスタッフを護るためのものが、傷を作る危険性をはらんでいるのである。

不必要な制止や抑制をなくすだけでなく、やむを得ず制止や抑制をする場合には、どのような制止や抑制の仕方がトラウマとならないかと、いつも、スタッフの間で考えておく必要がある。それだけでなく、患者の怒りや暴力は、スタッフのトラウマとして残りやすい。スタッフの安全と安心を確保することも大切なことであることを忘れてはならない。患者にトラウマを作らないことと、治療や病棟が安全で安心であることをいつも考えておく必要がある。

おわりに

最後に、トラウマについて日々の治療やケアに求められる視点としては、

①トラウマを抱えているのではないか。すなわち、過去に恐い体験をしたのではないか？

②トラウマを賦活しているのではないか。すなわち、自分の言動が、恐い体験を思い出させたのではないか？

③トラウマを作っているのではないか。すなわち、自分たちの言動が、恐い体験となっていないか？

このような視点で、日々の治療やケアを見直すことが求められているように思う。人が人に関わる治療や支援においては、治療や支援がすべてのトラウマを避けるということは困難である。だが、できる限りトラウマを作らないことはとても大切であり、いつも念頭においておきたいと思う。

付記

筆者の視点は、ＳＡＭＨＳＡ、亀岡智美、野坂祐子らの提唱するトラウマインフォームドケアと重なるところが多い。筆者はトラウマインフォームドケアという言葉は用いないが、トラウマと発達の問題（広い意味での発達障害）を視野に入れた臨床が今の時代に求められているのだと思う。

精神科臨床における大人の愛着障害

はじめに

親などの養育者との愛着形成は、子どもの生きていく基盤となるものである。愛着障害と言えば、反応性アタッチメント症（反応性愛着障害）などの、乳幼児期の愛着形成の障害を思い浮かべるが、愛着形成の障害にも程度の差があり、周囲から愛着障害と気づかれない場合もある。乳幼児期の愛着の問題は、その後の成長・発達のなかでよい関係や環境に恵まれて自然に薄らいでいく場合も少なくないが、成人期に至ってもその人の基底にあり、対人関係などに影響を与えていく場合もある。その人たちはＰＴＳＤ、複雑性ＰＴＳＤなどと診断できる場合もあるが、診断で言えば閾値下のことが多い。臨床現場で出会う愛着の問題を抱える人は、人の言動に敏感で、甘えたり頼ったりするのが苦手、安心感や自己肯定感に乏しく、対人関係が不安定になりやすい……そんな人たちである。

筆者は大人の愛着障害を積極的に診断していこうと考えているのではない。診断基準として確立したものではないし、自身を愛着障害と捉える人が増えることが望ましいとは思わない。だが、愛着の問題を抱えていると治療者や支援者が気づくことは大切ではないか、診断するための概念ではなく、理解するための概念としては有用ではないかと思うのである。筆者らはこれまで成人期の発達障害とトラウマについて考えてきた（青木・村上、二〇一五／青木、二〇一七、二〇一〇／青木・村上・鷲田、二〇一一／村上、二〇一七）。特に大人のトラウマと愛着障害は重なるところがあるが、愛着障害と言うとき、筆者は大きな傷つきではなく、小さな傷つきの連なりのようなものをイメージしている。

一　愛着の問題は従来の精神疾患の背景に潜んでいる

適応障害や慢性うつ病などの背景に、愛着の問題が認められることがある。それは他者の言動への敏感さや不信感などによる不安定な対人関係、不器用な依存や突発する怒りといった不安定な感情などから気づかれることが多い。次に記すのは、心気症と抑うつ状態で紹介されてきた男性であるが、対人関係のトラブルが起こりやすく、頻回に転職を繰り返していた。だが、当初はなぜトラブルを繰り返すのかわからなかった事例である。

【事例1】 心気症で受診した四〇代男性

男性は、めまいや吐き気、不快感や倦怠感で近医内科を受診。大きな問題はなく、「気の持ちようだ」と言われ、「こんなにしんどいのが気のせいのはずはない」と怒り、総合病院の内科で精密検査ということになった。だが内科でも特別な異常は見つからず、「ストレスによるものではないか」と精神科に紹介されてきた。

初診時、「なんでワシが精神科に来ないといけないのか」と怒って、最初から戦闘モードだった。「仕事とかを頑張ってやっていると、それがストレスになって身体の不調を起こすことがあります。あなたは頑張りすぎるところはないですか？」と尋ねたところ、怒りが少し和らぎ、「仕事を始めたら休まずに働く。休憩をとっている人を見ると腹が立つ」という返事だった。「頑張りすぎ、無理のしすぎの可能性があるので、しばらく精神科にも来られたらどうですか」と提案すると、しぶしぶではあるが同意してくれた。

彼はいたるところでけんかをした。病院の受付や診察室で、あるいは役所の人や近隣の人たちとけんかになった。就職しても、しばらくすると上司や同僚とけんかになり、転職を繰り返した。筆者に対しても、「待ち時間が長い」「通っても病気がよくならん」としばしば怒っていたが、「申し訳ないけど、あなただけを特別扱いはできません。怒ってもいいから、続けて来てくださいね」と話しているうちに、しだいに話ができるようになった。

あるとき、彼が「亡くなった親父が厳しい親で、言われたことができていないと、殴る蹴るで、本当に怖かった。いつも親父の顔色を見てビクビクしながら生きていた。女房に、『あんた、最近お義父さんとそっくりになったね』と言われて、なるほど、そうだなって思いました」と話した。人の顔色や態度に敏感で、些細なことで怒りを爆発させ、対人関係を壊していく彼のパターンは、父親の厳しい養育が関係しているようであった。また父親を怖がっていたが、父親をコピーしているようなところもあるのではないかと思われた。

妻との関係も大変であった。診察室でも、妻が何か愚痴のようなことを話すと怒り始め、止まらない。男性が働いていないので、妻が仕事に出ようとすると、「ワシを置いて出ていくんか」と怒る。筆者が妻の肩をもつように話すと、それがまた火に油を注ぐ。身も蓋もない言い方だが、「○○さん、あなたは奥さんに苦労をかけているよ。『ありがとう』って言わないといけないね」と繰り返し話した。

心気症で通院していたが、あるとき、大きな事故で入院となった。そのとき、男性はベッドで安静を求められ、妻に全面的に介助してもらわなければならなくなった。だが、それを機会に初めて「ありがとう」と言えるようになったのである。数カ月後に退院できたが、事故が契機となって妻に素直に助けてもらえるようなり、感謝するようになった。事故は大変なものであったが、彼にとっては救いの事故だったのかもしれない。

男性は安定した対人関係がもてず、けんか別れとなることを繰り返した。他人の何気ない言葉や態度が自分を責めているように感じ、抑うつ的、そして攻撃的となっていた。それは父親との愛着の問題を再現しているように思われた。

筆者の経験では、男性のような怒りの爆発は、何度も繰り返されるものではない。患者さんが怒ったときには、謝るべきところがあれば謝り、そのうえで、通院を続けるように話すのがよいようである。怒ったことに対して、本人も「また怒ってしまった」と後悔していることが多い。なかには怒ってから「またやってしまいました」と泣き出す人もいる。なかなか難しいことだが、相手が怒ったときこそ、関係が切れないようにすることが大切になる。

二　愛着の問題は語られないことが多い

不安や抑うつなどの精神症状の訴えがあり、しかもそれが慢性的に続いていくとき、そこに愛着の問題がありはしないかと考えてみたい。親やパートナーとの愛着の問題を抱えているとき、それが発症や増悪の要因となることがある。

【事例2】長期間続く不安症で受診した五〇代女性

女性は、急に胸が苦しくなり、救急病院を受診。精査したが異常なく、パニック症として治療されてきた。しかし、普段でも軽い息苦しさや漠然とした不安感が続き、筆者のところに紹介されてきた。夫は地元の名士であり、家も裕福で、子どもも家庭をもって同居していた。生活環境的には恵まれていて、問題がないように思われた。薬物療法も試みられていたが、不安は改善しなかった。

数カ月後、「このところ調子が悪いんです」と話し、その後に、ポロっと「夫には愛人がいるんです。最近はそちらにいることが多いくらい。地域のみんながそのことを知っていて、私を『かわいそうに』『妻として失格だ』という目で見ている、そんな気がするんです。だから外に出てもつらい」と話した。そのとき、筆者は女性の苦労が初めてわかった。長い間、夫は愛人との関係を続け、そのことに女性は深く傷ついていた。正式な妻の座は女性にあったが、夫の気持ちが愛人のほうに向いているということを、本人も地域の人たちも知っていた。子ども一家もそれを承知で生活していた。息子と嫁は、親とは接触をもたずに生活していこうと考えているようで、母親である女性の悩みには気づかないふりをしていた。身近な家族にも頼れず、友人たちとも深い悩みは話せず、女性は一人で悩みを抱えていた。経済的にも離婚して一人になることはできず、夫を責めても相手にされない。女性が夫の愛人のことを話したのは、そのときの診察、一回だけであった。その後は時折、「あのことがありますからね」と漏らす程度であった。話してもどうにもならないと思っているからだろう。筆者も苦しんでいることは理解できたが、それを改善させる道が見えなかった。その後も、友人の些細な言動に傷つき、不安症状は強まったり弱まったりしたが、彼女の敏感さと対人関係の不安定さのもとには、いつも夫との関係があるように思われた。だが、やがて女性は趣味やボランティアに熱心になり、昼間のほとんどの時間、外に出て活動するようになった。趣味やボランティアの活動のなかで、しだいに仲間の信頼を得て、リーダー的な世話役を果たすようにもなった。周囲の人は大変な家庭環境にも負けず頑張っている女性を評価するようになった。その頃には不安症状もほとんど見られなくなった。女性の問題が解決しているわけではない。女性は苦しみながら、自分の問題と折り合いをつけた。そして趣味やボランティアで仲間を支え、仲間から支えられるという関係をもち、安定していったのである。

女性は、夫に日々傷つけられていたが、別れて生きていく経済力はなく、夫に頼らなければならないという問題を抱えていた。それは誰から見ても解決しようがなく、誰にも相談できず孤立していた。筆者は、似たような問題を抱え、生きている方々に時折出会うことがある。その人たちは、決して悩みを多く語らない。ときに、あふれだすように漏らされるが、またこころのなかにしまって生きていく。だが、解決はできないにしても、苦しみに気づいてくれる人がいることは大切なのではないか。そう思いながら診療を続けている。

三　パーソナリティ症のように見えることもある

不安・抑うつ、過食嘔吐、自傷などを認め、パーソナリティ症のように見えるが、よく見ると愛着の問題がベースにあるとわかることがある。次のケースは、当初はパーソナリティ症のように見えたが、筆者との関係が安定するとともに、穏やかになっていったものである。

【事例3】 不安抑うつ、過食嘔吐、自傷など多彩な症状を認めた三〇代の女性

女性は二〇年ほど前に受診した。当初は、不安、動機、めまい、振戦などの不安症状が、その後、抑うつ症状、過食や嘔吐、リストカットなどが出現し、仕事を続けられなくなった。当初の抑うつ症状は自殺念慮を伴う重度のものであったが、やがて数カ月から半年の単位で軽快と増悪を繰り返すようになった。女性は単身で二人の子どもを育てていたが、抑うつ状態のときは寝込んでしまい、家事・育児がまったくできず、母親の助けを得てなんとか毎日を過ごしていた。前夫にはＤＶに近い暴力があり離婚となったようであるが、そのことについてはほとんど話さなかった。

当初は、筆者の言葉にも敏感に反応し、不安だけでなく、ときに怒りの矛先が筆者に向くこともあったが、しだいに子どもの話題が診察で増えていった。「娘がメールで嫌がらせを受けている」

「娘が私の真似をして手首を切った」「娘が専門学校に進学するけど大丈夫だろうか」など、折々に子どもの相談を受け、筆者なりに女性の苦労をねぎらいながら現実的な助言を行った。といっても、何か特別なことではなく、あくまでも常識的な助言をしたのだが、筆者から言われると「やっぱりそうですよねえ」と安心するようであった。子育てや子どもの問題が診察での話題の中心となった頃より、筆者との関係は安定していった。子どもの相談をすることで親としての自覚を強めたようであった。しだいにゆっくりとではあるが抑うつ症状の訴えは減り、改善していった。そして、子どもは学校を卒業し、社会人になり、やがて家庭をもつに至った。

女性は人の言動に対して敏感で、落ち込み、自身を傷つけることを繰り返していた。親や元夫との間で傷つき、愛着の問題を抱えていると思われたが、子どもを育てるなかでしだいにその問題を乗り越えていった。女性は、子どもに、そして子どもの問題に育てられ、筆者はその応援をした。

対人関係や感情が不安定で、ある瞬間はパーソナリティ症のように見える人がいる。しかし、生活の場が安定していくと、月単位、年単位で落ち着き、その人を苦しませ不安定にさせていたのは愛着の問題であったとわかることがある。その瞬間の不安定な言動だけでパーソナリティ症と診断しないことが大切である。

四　日常生活の相談を続けることで癒えていくこともある

次のケースは慢性の抑うつ状態であったが、それと同時に人が信頼できず、いつも距離を置いた関係を保っていたものである。［事例3］と同様に、子どもの心配については話すことができ、それが治療者との接点となった。

【事例4】 治療に協力的でなかった三〇代後半のうつ病の女性

もともと真面目、内向的、几帳面な性格で、二〇歳過ぎより、二、三カ月の抑うつ状態を何度か繰り返していたという。三〇代後半の初診時、表情も雰囲気も抑うつ的であり、意欲低下も強く、家事がほとんどできない状態であった。うつ病と診断し、抗うつ薬の服用を勧めたが、服薬への不安と抵抗が強く、ごく少量しか服用できなかった。抑うつ症状のために話せないというよりは、内面に触れてほしくないという雰囲気が感じられた。初診時の抑うつ状態の誘因は、子どもの学校関係のことであったが、何が負担であったのかは話されなかった。筆者が踏み込んで尋ねるのを拒否する雰囲気が強くにじみ出ていた。

そのため、女性の話すことを聞くのみにとどめ、「とても苦しいと思うけど、大丈夫ですかね」と繰り返し尋ねた。薬の効果を説明したが、薬の変更や増薬を拒み、結局は女性の望む処方を続けた。一年あまりで抑うつ状態はかなり改善し、少し笑顔が見られるようになったが、女性は「変わらない。しんどい」と話し続けた。時折付き添いでやってくる夫に対してもきつい口調であった。その後も何度か抑うつ状態に陥ったが、いずれも口にするのは娘のことであった。高校生の娘が同級生のなかにうまく入れず一人公園にいたこと、大学受験の心配、就職の心配、そして結婚の心配と、娘に関することで抑うつ状態が悪化することを繰り返した。自分自身の話をほとんどしなかったが、娘について心配していること、親の介護で負担がかかることなどが話され、筆者なりに助言を行った。そして「大変だけど、大丈夫？　無理をしないようにね」と言うことを繰り返した。

しだいに、重い抑うつ状態はなくなり、「よくはないですけど、まずまずです」という状態が続くようになった。もともと少ない量の薬は、本人の希望でさらに減量した。少しずつ明るい話も増え、毎日三〇分から一時間散歩に行くこと、四季折々の変化を見ることが楽しいなどと話すようにもなった。気がついたら二〇年近くが経ち、女性は孫の世話をしている。頑なで拒否的な姿勢はいつの間にか和らぎ、口数は少ないものの、日々のことを少し話して帰っている。

女性から、「私はとても頑固ですが、先生はもっと頑固ですね」と、褒められたのかどうかわからない言葉をもらった。粘っているとしだいに穏やかになるように、筆者は感じている。

女性は相談ができない人であった。最後まで筆者に、一番困っていることは話さなかったのではないだろうか。娘のことを相談するという関係が、ほどよく治療者を頼れる距離だったのだろう。自分自身のことを相談するのは自身の内面を見せることで、それは女性の自尊感情を傷つけ、余計に自責的にするものだったように思う。内面を見せることなく、元気になることはできる。女性はそんなことを筆者に教えてくれたように感じている。

五　生活を支援する

人との関係で傷つきを体験していると、人を怖く感じやすく、安心して人に頼ることが難しくなる。そのため、人と交わっているように見えても、人とうまくつながることができず、心理的に孤立しやすい。そのような人たちにとって、何よりも大切なのは安全で安心できる関係や環境なのだが、治療者や支援者がそのような関係や環境を提供しようとしても、当の本人にはそれが怖いものに感じられやすい。ここが難しいところである。特に診察や面接が言葉を中心に進められていくと、言葉や口調や態度というものが気になり、ささいなことで傷ついたりしやすい。そのため関係を築こうとして、逆に関係が壊れてしまうことがある。

筆者は、言葉は大切だが、言葉だけに頼りすぎないことが大切ではないかと考えている。具体的には、手を動かしながら、一緒に何かをしながらポツリポツリ話すという、何かをしながらのやりとりが、言葉に敏感になりすぎないためにはよいように思う。言葉のやりとりで関係を作るというよりも、何かをしているうちに関係ができるというのが、愛着の問題を抱えている人には大切ではないだろうか。筆者の診察室では寡黙だが、作業療法の場面では物を作りながら悩みを話している人もいる。

こころの悩みを話すということも大切であるが、悩みを話すことで、自分は弱い、ダメな人間だと否定的な方向に考えが向かうことがある。本人がみずから相談するときは別として、日々の臨床では、筆者はこころの悩みをあまり深くは尋ねない。こころではなく、生活の悩みを一緒に話し合うようにしている。生活の悩みは具体的な悩みであり、その支持が大切となる。

おわりに

そもそも完璧な子育てというものはない。親と子どもの間にはすれ違いが大なり小なり起こり、子どもは小さな傷つきを繰り返しながら成長・発達していく。小さなすれ違いや傷つきは避けられるものではないし、むしろ成長・発達を促すものにもなる。そういう意味で、愛着の問題を抱えない人はいないのかもしれない。ただそれが、人が怖く安心して関われない、人を信頼できないという形になって、人間関係を築くのを妨げるものとなるとき、その人を大きく生きづらくさせる。

愛着とは、人との信頼関係を築く基盤となるものである。その愛着に問題を抱えているのではないかということを念頭に置きながら、日々の治療や支援を行っていくことが精神症状を和らげ、遷延化・慢性化を防ぐのではないかと、筆者は考えている。

人薬・時薬・楽薬
——若者と支援者へのメッセージ

私の生まれ育った土地の新聞にコラムの執筆を求められた。不特定多数の読者に向けて何を書こうかと迷ったが、新聞となると、家にいる若者やその家族、それに支援者の目に留まることもあるかもしれないと思い、メッセージを記してみた。

一　無表情と無言

広島で生まれ育ち、精神科医となって四十余年。たくさんの若者と出会ってきた。口数の少ない若者が多く、彼らの悩みを聞きとろうと耳を澄ます。最近はコロナ感染予防のためのマスクに加えて距離も空けており、表情がなかなか見えない。マスクは表情だけでなく心も隠してしまいがちである。

ある中学生は、診察室で言葉を発しなかった。いろいろと話しかけてみても、表情は硬く、返事がない。取り付く島もないのだ。言葉には出さないが、何かを悩んでいるのだろう。どうしたらいいのだろうか。だがある時、外来の一角に作ったフリースペースで、学生ボランティアと大きな声で話しており、しかも笑い声まで聞こえてきたのである。気楽な場だと声が出る。自分の診療には自信を失ったけれど、とてもうれしかった。

それからしばらくして、私はイギリスに留学した。意見を求められたらと思うと緊張して、私は固まった。その瞬間に、あの時の中学生の気持ちが身に沁みてわかった。何かを話さなければいけないと思うから緊張して言葉が出なくなったのだ。

人は孤立し緊張すると、無表情で無言になる。話してほしいという期待が重荷になる。だから話さなくてもいいと思うだけで、気持ちが楽になる。差し向かいの机ではなく車の助手席で一緒に前を見ているときに、ふっと言葉をもらすことがある。ぽろっと言葉が出てくる場をいかに見つけるか、と考えることしきりである

二　コミュニケーション能力

医学部入試の面接で、「医師に求められる資質は」と質問すると、多くの受験生が「コミュニケーション能力」と答えていたことがある。確かに、人を対象とする医療にコミュニケーションは大切なことだ。だが、私のそばには、コミュニケーションはいくらか苦手だが、よい医療を提供している医師がたくさんいる。話すのは得意でなくても、一つひとつの言葉を誠実に発し、訥々《とつとつ》とした話のなかで見るべきことを見ているのだ。

戦後、第一次産業（農業や漁業など）で働く人は減少した。第二次産業（製造業など）では、ある時期まで増加しそして減少した。それに対して、第三次産業（サービス業など）では右肩上がりに増加し、今や大半となっている。

それぞれの仕事によって、求められる資質は異なる。自然を相手にする仕事や物を造る仕事では、マイペースでもコツコツと働く人が力を発揮する。だが、人を相手にする仕事では、協調性やコミュニケーション能力が強く求められる。そんな社会構造の変化のなかで、無口でコツコツと働くタイプの人、誠実だが人間関係は得意でない人、こだわりの強い職人気質の人などが、生きづらくなっている。ひと昔前ならいい仕事をする人として、きっと一目置かれていたはずだ。あまり場を与えられなくなった、コツコツ、誠実さ、職人気質に、もう一度輝いてほしい。

一人ひとり違っていていい。社会はその多様性を受け入れて大きく膨らんでいってほしい。受け入れるとは、そこで力を発揮することまでを担保するということで、今こそ求められていることなのである。

三　情報をゲットする

若者はスマホやパソコンが得意で、ネットを通していろいろな情報を手に入れていると思われやすい。進学だって就職だって、ネットで探して、その中から選べばいい。あとは若者のやる気次第だと。だが、現実とネット上とでは本人の予想を超える大きな違いがあるようだ。

留年を繰り返していた、ある大学生のことである。もう退学寸前だった。過去の試験問題（過去問）があると傾向と対策が立てられて何とかなるんじゃないかと言うと、寂しそうに「僕には過去問が届かないんです」と言う。留年を繰り返すたびに、ほとんどの同級生が知らない人になり、連絡網も途絶えてしまったらしい。過去問なしに試験を受けるのは、無防備で試合に臨むようなものだ。「君には応援団が必要だよ」ということで、過去問を入手する作戦を立てた。かすかな人脈、いろいろな伝手をたどっているうちに、過去問だけでなく、友人関係もゲットした。そしてめでたく進級した。

ネットでは、一瞬のうちに多くの情報を得ることができる。だが、この今を生きていくための情報は万全とは言い難い。例えば求人情報では、肝心な職場の雰囲気がわからない。それなら現場に行ってみればいいのだが、その一歩がなかなか踏み出せず苦しんでいるのである。そんな時、誰か一緒に行ってくれないだろうか。そばを歩いてくれるだけでいい。家族ほど近くはないが、親身になってくれる人。四国のお遍路さんも「同行《どうぎょう》二人《ににん》」、弘法大師と歩くと言うではないか。小さな応援が一歩を踏み出す力になるのである。

四　観察と共感

人を見るときには二つの視点がある。一つは心の内を理解しようとするもの、もう一つは外に表れる行動を観察しようとするもの。

小学校高学年の男子。おとなしい子どもであったが、ある時から、壁に頭を打ち付ける、突然に大声を発する、などの行動が表れた。職員会議で、それらの行動は発達障害のある子どもの自傷やパニックのように見える。一度、専門家に相談しようということになった。

やってきた担任教師から話を聞くと、それらの変化は、両親が不仲で母親が家を出ていった頃から始まっていた。きっと、とてもショックだったのであろう。でも最近は落ち着いてきていると言う。自傷やパニックのためにクラスで孤立しかけていたので、「修学旅行で皆と一緒に遊べるように、放課後二人でトランプの練習をしている。そうしたらいい札が手元に来たときなど、少しずつ笑顔が出てくるようになった」と言う。「素晴らしい！　まるで『トランプ療法』ですね！」と思わず言った。男子の心の痛みは、トランプをしながらぽつりぽつりと話しているうちに、しだいに和らいできたのだ。

子どもに心配な行動があると、病気や障害ではないかと行動を観察し、その特徴を見つけようとする。その視点も大事なのだが、行動の根っこには、その行動を引き起こす悩みや苦しみや不安がある。「何かつらいことや苦しんでいることがあるんじゃないか」と考えることを忘れずにいたい。担任は、男子の苦しみに気づき、せめて友達と遊べるようにと考えた。行動の観察は、心の痛み苦しみへの共感と対となって、初めて生きてくるのである。

五　人薬（ひとぐすり）

精神科にもいい実薬（物質としての薬）がたくさんあり、日々の診療で私もしばしば使っている。だが、心の病気や不調は、実薬だけでは治らない。実薬と同等に、時にはそれ以上に大切となるのが、三つの薬、人薬（ひとぐすり）、時薬（ときぐすり）、楽薬（らくぐすり、私の造語である）である。それぞれ、人の関わりがもつ力、時間が癒やす力、何かを楽しむことがもつ力である。

「一人がいい。友だちなんかいりません」と言う若者がいる。そう言いながら、その若者が、学園ドラマが好きでいつも見ていたりする。人と仲良くしたい、でも人に近づくのは怖い。大なり小なり若者の心はその間で揺れ動いている。そんな中、孤立やいじめなど、人間関係で苦しんだ体験があると、人が怖いという思いを強め、人に近づけなくしてしまう。

ある若者は、人が怖くて外に出られなかったのだが、どうしても聞きたいライブがあって会場に行った。だが、会場で人混みに揉まれて、恐怖のあまり倒れてしまった。その時、驚いたことに、若者のそばにいた人たちが演奏を聞くのをやめて、介抱してくれたのだと言う。とてもうれしかったらしい。やってきて「人は怖いものと思っていたけど、優しいところがあるんですねえ」と話した。それ以来、長年の人への恐怖が和らいでいったのである。

人が怖いという思い込みは、「そんなことはないよ」と言っても容易には変わらない。だが、思わぬときにかけられる「大丈夫か?」というような言葉や行動に、ふと人の優しさや温かさに気づく。人薬は、即効性はないがじんわり効いて強ばった思い込みを溶かしてくれる。

体のケガは、傷口を消毒し清潔にしていれば、体に備わった治癒力が働いて、時間とともに癒えていく。同様に心の傷や病気が癒えるためにも、治癒力を発揮するための時間がいる。これを時薬（ときぐすり）と言う。

六　時薬（ときぐすり）

ある中学生の女子は、学校でつらい出来事があり外に出られなくなった。出来事は何とか解決したが、暗い顔で口数も少なく、ご飯も食べなくなった。それだけでなく、毎夜、母親のそばに来て眠るようになった。母親に「中学生にもなって」と相談されたので、「母親のそばが安心なんですね。しばらくは充電ですね」と助言した。その後、母親にぽつりぽつりと、昔の楽しかったことなどを話しながら眠っていくのを繰り返しているうちに、少しずつ元気になっていった。子どもの成長・発達は一直線ではない。何かの壁にぶつかると子ども返りしたりしながら行きつ戻りつ進んでいくものである。

時薬が効くには必要なものがある。一つは、心の休養。彼女の場合は、学校に行かず十分に休むことであった。学校に向けて体が動くまで待つ。焦らないこと、無理をしないことである。もう一つは、心の栄養。彼女の場合は母親にひっつくことであったが、多くの場合、ピッタリとひっついている必要はない。ちらちらと姿が見えて、ちょっと声をかけてくれたりするくらいでいい。そこで笑えたりするとなおのこといい。そして、ほのかな、時にははっきりとした希望。彼女は「元気になったら、部活のテニスがしたい」と言っていた。先に灯りが見えることによって、時間は薬になるのである。

七　楽薬（らくぐすり）

「パッと元気になる薬はないんですか」と尋ねられることがある。

学校にいく途中で意識を失って倒れるのを繰り返していた、高校一年生の男子。体に異常はなく紹介されてきた。父親によると、進学校で帰宅してからも追われるように勉強ばかりしていると言う。ただ「この間、ファッション雑誌をニコニコしながら見ていたので驚いた」と付け加えた。

何回か診察をしたのち、受診にかかる時間とお金についてたずねてみた。半日近い時間と数千円という医療費・交通費だった。そこで本人と父親に「発作が続くようだったら受診してほしい。でも調子がよかったら、その時間とお金を、街に出て好きな服に使うというのはどうか」と提案してみた。「病院と街、どっちが健康的かなあ」と言うと、父親が「やっぱり街ですかねえ」と応えてくれた。

それからしだいに受診のキャンセルが増えていった。ある日、父親が一人やって来た。「発作はなくなりました。今はすっかりファッションに目覚め楽しそうに遊んでいる。これでよかったんでしょうか」と言う。「長い目で見たらしばらくの遊ぶ時間は必要なのではないでしょうか」と言うと、父親はうなずいてくれた。父親の理解が何よりも男子を応援した。

苦しんでいる若者は、時には家族も、心のどこかで「楽しんではいけない」と思っていることが多い。それに対して私は「今はあなたの人生を楽しむのが一番の薬」と言う。「薬」という漢字は、草冠の下に「楽」と書くでしょうと言うと、若者は「本当だ！」と感心してくれる。私の見つけた楽薬（らくぐすり）は実によく効く。

八　そして、街薬

生きて行くのが不器用な若者、一人ぼっちで孤独に苦しんでいる若者、いいことなんかないと諦めている若者、そんな彼らが、ちょっとした支えや手助けで変わっていく姿を見るとうれしくなる。

家にこもっていた若者が、家族に連れられてやってきた。「外に出ることは」とたずねると、「自転車に乗ってなら、商店街で買物はする」と話した。人と会うのは怖いけど、自転車だと景色が動くので、人があまり気にならない。コロッケ屋さんは笑顔で「お姉ちゃん、いつもありがとうね！」

と、魚屋さんは「また来てね！」と声をかけてくれる。「そこでの一言二言がとてもうれしい。それ以上は怖くて話せないけど」と言う。「商店街はあなたの応援団だね。馴染みの店が、もう一つ二つ増えたらいいね」と言うと「えっ、そんなんでいいんですか？」と、ちょっとニッコリした。それから買物が少しずつ長くなり、そのうち自分で描いた商店街マップを見せてくれた。そこには赤丸をつけた馴染みの店があちこちに記されていた。

『ぼくらの心に灯ともるとき』（創元社、二〇二二年）という小説を上梓した。舞台は、瀬戸内の小さな街のジャズバー。ふらっとやってくるのは、この世の中をどう生きていったらいいか、苦しんでいる若者たち。彼らはマスターと静かに、時にはにぎやかに話し、バーを出るとき、ほんの少し心に灯がともる。通りの自転車屋のおじさんや骨董屋のおばあちゃんも、若者をそっと応援する。時には優しく時にはずけずけと。若者は人と街の力で応援できるはず。ご一読いただければ本当にうれしい。

追悼・中井久夫先生

中井久夫先生がお亡くなりになった。言葉にしようのない、深い哀しみを憶えている。

中井先生は、わが国の臨床精神医学、精神病理学を牽引して来られた。一九七〇年からの統合失調症の寛解過程論をはじめとする一連の研究は、精神病理学と精神科治療学に計り知れない変化をもたらした。その思考の幅広さと深さは卓越しており、わが国の精神医学・精神医療に転換をもたらした。まさに中井前、中井後と言ってもよいものだったと思う。それだけでなく、文学、哲学、歴史学、社会学、文化人類学など、その影響は広い範囲に及んでおり、それぞれの専門家が中井先生から多くを学んでいることも、皆の知るところである。ここでは、私の身の丈に合った、個人的なエピソードをいくつか紹介し、私の追悼の意とさせていただきたい。

私は、一九七七年に精神科医となり研修をはじめたが、精神科医としての自分にどこか収まりの悪いものを感じていた。精神科医という仕事はどういうものなのか。脳という生物学的要因だけでなく、社会的、経済的な環境要因も強く影響する「病気」というものに、精神科医が果たす役割は何なのか。単科精神科病院で、興奮し混乱してやってくる患者さんを診て、「分裂病」と診断し入院させるということは、たとえそれが法的には問題ないにしても、精神科医以前に人として行っていいことなのだろうか。胸を張って入院を引き受けることもできず、かといって精神科医をやめるという決心もつかず、私は悩んでいた。ある当直の夜、医局のソファーに寝転んで、精神科の雑誌をめくっていた時のことである。ある論文に、ぐいっぐいっと引き込まれ、心が揺さぶられ、思わず起き上がって、居住いを正した。「精神分裂病者への精神療法的接近」（臨床精神医学、3；1025-1034, 1974）であった。患者さんに対して、一人の人間として敬意をもって接するという態度が基本にあり、患者さんの「心の産毛」を大切にし、dignityを破壊しないという治療論であった。それから、中井先生の論文を探しては読んだ。

やがて直接会って教えを乞いたいという気持ちがつのり、手紙を記した。名古屋市立大学から神戸大学に移られた頃であった。数回のやりとりの後、一九八一年一月の午後であれば、いつでも大丈夫と、単身赴任中の官舎の地図と道順が記されたハガキが届いた。いささか緊張しながら夕方にお伺いした。私は百枚余りの描画を持参していて、寛解過程をうまくたどれない患者さんのことなどにお考えをお聞きした。お話ししているうちに、途中からビールが入って話は深夜に及んだ。「今日はここで休んだらどうか」と言ってくださり、お言葉に甘えて泊めていただいた。中井先生は「一枚の絵を読みすぎてはいけないよ。流れを見るんだ」とおっしゃった。話しているうちに、中井先生はこのように患者さんに会われているのだなと感じた。それは、私という人間が一人の人間として尊重され、きちんと向き合っていただいたという体験でもあった。著書や論文に書いてあることが、私との出会いの中にもそのまま現れていた。その夜から私は、精神科医として生きていこうと思った。何よりも学んだのは、中井久夫先生の人と出会う姿勢と態度であった。

その後も折々に教えを乞うていたが、一九九〇年に入って、突然、中井先生から電話がかかってきた。神戸大学の非常勤講師をしてもらいたいという内容であった。「滝川一廣先生と君に、医局で講義をしてもらいたい」と。当時の神戸大学の医局は、山口直彦助教授をはじめ、多士済々、本当に活発な医局であった。中井先生が退官されるまで毎年伺った。私の講義はまだまだ粗削りで恥じ入るような思いで終えたものであったが、そのあとの中井先生のコメントにはハッと気づかされることが多く、いつも私の方が多くを勉強する機会を与えられた。一九九六年に、川崎医科大学精神科学教室教授の公募があったとき、中井久夫先生に推薦状をお願いしたところ、ご快諾いただいた。「推薦状としてはちょっと破格だけど、まあ、いいだろう」とにっこり笑って手渡してくださった。

二〇〇〇年に入り、岩手医科大学の酒井明夫教授が若い医局員たちと古代ギリシャ語の著作を読んでいると聞き、中井先生に一緒にお話を伺う機会を作ってもらった。中井先生は、「古代ギリシャに心の病について書いてある本はないからね。それを知るには、たとえば古代ローマの交易や交通の本の中に、心の病になった人がどのように記載されているかを見つけるんだ」と言われ、自宅の二階からたくさんの原書を持って降りて来られた。古代ギリシャやローマの本は積まれて三〇、四〇センチの山となった。そしてその山は二つ三つと増えていった。それでも「家には半分くらいしか持って帰っていないのだけど」ということだった。一冊一冊を解説され、酒井先生はしっかりとメモをとっておられたが、私は圧倒的な内容と量にしだいにぼーっとなり、ひたすら聞いた。帰る時には、手描きの神戸の地図に、お勧めの店を書き入れ、ここの中華料理は〇〇が特徴で美味しい、ここの……などと、記してくださった。その地図は今も私の机の前に飾ってあって、私の道しるべとなっている。

中井先生は、サリヴァンのチャムシップを紹介されたが、実際にご自分も親密な仲間関係をとても大切にされた。星野弘先生（東京）、滝川一廣先生（名古屋）、田中究先生（神戸）との交流を通して、それぞれの土地で中井先生が仲間を育まれているのを知った。中井先生のクルズスのコピーは全国に流れ、各地にたくさんのファン（こっそりと「中井少年探偵団」と呼んでいる）がいた。そのような場の中で、さらに多くの人が育っている。病気であろうとなかろうと、人はみな対等であり、繋がりながら仲間のように生きていく。その中で患者さんは癒え、治療者は育つ。それが中井先生の作られた「治療文化」であったのだと、私は感じている。そしてそのような空気を吸うことができたことの幸せを感じる。

二〇一四年の兵庫県精神保健福祉大会では、会長である中井先生の前で「診察室から見た子ども・若者のこころ」というタイトルで講演する機会を与えられた。中井先生は「君が言おうとしたことは、『善き他者であれ』ということだね」とコメントしてくださった。その言葉は今も反芻している。「善き他者」とは何か、「善き他者」に私はなれているのか、と……今も中井久夫先生の作られた世界、その治療文化を空気のように吸って生きているのを感じている。

中井久夫先生、本当にありがとうございました。心より感謝申し上げます。

［対談］児童・思春期臨床で一番大事なこと
——発達障害をめぐって

青木省三
本田秀夫

一　失われた実存的苦悩？——複眼的視点の重要性

青木　今日は、本田先生とお話ができることを楽しみにしてきました。僕は特に思春期以降、十代以降の人を診ることが多く、本田先生は子どもを中心に思春期以降も診ていらっしゃるから、私たちのちょっとした視点の違いも含めてお話ができたらと思っています。

僕は四〇年ほど思春期・青年期の臨床に携わっているのですが、特にこの二〇年前後、僕の許にやってくる若者たちが様変わりしているのではないかと感じるようになりました。不安症や摂食障害など、さまざまな問題を抱えて受診してくる人たちをよく診てみると、いわゆる発達障害圏、本田先生の言葉をお借りすれば「自閉スペクトラム」の人の割合が増えてきたように思います。

以前は、何か問題を抱えた青年が来談したら、「この子はどのようなことに苦しんでいるのか」「何がこの子を困らせているのか」「今どんなことを考えているのか」と、僕を含めた支援をする人たちは考えていました。

ところが、発達障害あるいは自閉スペクトラムという概念が臨床の現場に入ってきた当初から、「視点の変化」のようなものが支援者側に起こってきていると感じていました。「何か困っているのではないか」「何か悩んでいるのではないか」という問いから、「この子は自閉スペクトラムではないか」「発達の問題を抱えているのではないか」という問いへ、あるいは来談者のなかに発達障害の特性や特徴を見つけようとする視点へと移行したと言えばいいのでしょうか。つまり、その子の心や気持ちや体験よりも、行動や特性に目を向けるような視点の変化が、自分のなかにも起こっていることに気づきました。最初は「この子にはこういう特性がある」と、何かが〝見える〟気がしていたのですが、しだいに、これは本当にその子にとって良い視点の変化なのだろうかと疑問に思うようにもなりました。

この視点の変化は僕にとって、かつてカール・ヤスパースがたどった道をなぞっているように思えてなりませんでした。神経症は了解可能であるが、病態が重い統合失調症になると了解不能になる。そうなると内的体験を追うことは難しくなり、精神症状の記述へと移行する——ヤスパースとともに、このように内面の理解から症状の観察へと視点が変化した歴史があったわけです。発達障害の子どもたちが増えてくるなかで、再びかつてと同じことが起こってはいないだろうかと、ふと感じたんです。臨床においてだけでなく、たとえば学校の先生の場合だと、研修会で発達障害の勉強をした後、先生の目線が、「その子の悩みや困り事に気づく」ことから「その子の発達の特徴を見つける」ことに移っているのに気づくこともありました。

以来、発達障害あるいは自閉スペクトラムを理解するというのはそうではない、むしろ「この子はこの特性をもっているから、こんな体験をしているのではないか」「自分たちは気づかなかったけれど、特性によってこんな生きづらさが起こっているのではないか」と、本人の内的、主観的体験を考えることが大切ではないかと思うようになりました。

もちろん客観的に見ること、行動観察も大切です。けれども、子どもたちが困っていることや苦しみ、つまり特性をもって生きていくこととはどういう体験なのか、そういったことに目を向けることも、治療や支援においては欠かせないと思うんですね。その結果、たとえば「横着」だと思われていた子が、実は「こだわり」から行動の実行に移れなかったとわかることもあります。「わがまま」だとされていた行動だって、「こだわり」があってそう見えていたのだと、理解が深まることもある。そこには、たとえば次の行動に移れない苦しみがあるわけです。だからこそ、その子の体験を想像しながら支援していくことが大事だと、自分の四〇年の臨床を振り返りながら、反省を込めて考えたんですね。

本田　最初からとても重い課題を突きつけられました。私は医師になって三年目からずっと自閉症を中心に臨床に携わってきて、これまで私が診てきた人たちのかなりの割合が自閉スペクトラム症の人たちです。お話をうかがっていて、青木先生がおっしゃることと、私が理解している自閉症研究の歴史とが、不思議と重なりあう気がしていました。

自閉症はもともとレオ・カナーが提唱した概念ですが、その後二〇年ほど、マルトリートメントに伴う情緒の異常、つまり健康に育つはずの子どもが冷蔵庫のような母親に育てられて情緒的に不安定になっているのだと理解された時期を経て、マイケル・ラターの「言語－認知障害説」が提出される歴史をたどりました。こうして自閉症研究の歴史を繙いてみると、最初に患者の内面を理解しようとする動きがあり、次に言語や行動から観察しようとする理解が広がっていったことがわかります。その後、一九八〇年代にサイモン・バロン＝コーエンが「心の理論仮説」を提唱して以降、風向きが変わり、再び内面に注目する流れが登場します。つまり、単に行動だけを見るのではなく、子どもたちの行動の理由を探る研究のなかで、「心の理論」の発達に何らかの特徴があるという説が生まれ、それによって従来のカナー・タイプから自閉症の範囲が広がっていった。やがて、思春期・青年期になり、みずからの内面や苦悩を語れる発達障害の人たちが登場するようになり、臨床の現場にも現れ、診断を受け、そして生活をしている――そういう状況があるわけです。

これまで自閉症をめぐっては、ヤスパースの了解可能性の概念による説明、すなわち「子どもの統合失調症である」との仮説が出されたこともありますし、アタッチメント理論から乳幼児期のアタッチメント形成の異常で説明しようとする研究者も登場しました。それらの議論が前提にしていたのは、基本的に人間は誰もが同じ感受性をもって同じ認知発達を遂げるという理解であり、それらが自閉症においてどう「後天的にゆがむ」のかを考えるという発想でした。

しかし、現在、自閉症は生来的なものと考えられています。もし「了解不能」と言うのであれば、自閉症には生まれつき了解不能な認知構造があるという考え方です。ですが、私は自閉症に魅かれて臨床を続けていることもあって、彼／彼女たちには一貫した固有の了解可能性があるとしか思えないし、自閉症世界の側に立つと、彼／彼女たちなりの一貫した論理が見えてくるんです。生活のなかで何を楽しみ、何を生きがいにしているのかそして何に困っているのか……それらを観察するだけではなく内面から理解しようとすることが、精神科臨床の基本だと思っています。

青木　おっしゃる通り、やはり行動観察と内的理解という両方の視点が必要ですよね。本人がどう体験しているのかという視点が消えてしまうと、臨床は子どもにとってつらい体験になってしまいますから。

二　過剰適応へのまなざし――「息切れ」から「息抜き」へ

青木　思春期外来を始めた当初、とても真面目なのに、あるときポキンと折れたように学校に行けなくなってしまう子どもは、よく「優等生の息切れ型」などと言われていました。頑張りつづけて疲れを溜めて、ある時その疲れがドサッと出てくる。ところが、その人たちの一部は振り返ってみると、独特の発達特性をもってはいるけれど周囲からはわからないように過剰に適応して生きてきたり、周囲が過剰に――つまり、熱心になるあまり、だとは思うのですけれど――苦手分野を克服するトレーニングを実施したりした結果、ある日、「息切れ」のようなことが起こってしまったのかもしれない。「息切れ」という見方をこんなふうに少し変えなければいけないと、本田先生の書かれた論文を読んで感じました。

自分でも気づかず周りに合わせて、うまく適応しているように見えても、実はかなり無理をしている子どもたちもいれば、周りの期待に応えてトレーニングを頑張って、ちょっと無理を続けながら成長していく子どもたちもいます。こういう子どもたちがいるということを、自閉スペクトラムや発達の問題を考えるときに、あらためて考えなければいけないですね。

本田　おっしゃる通りですね。昔ながらの自閉症の方は、気遣いをする力が育たずにいることで逆に助かっている部分もあると思います。ただ、ＤＳＭ－Ⅳまでの診断名でいうＰＤＤＮＯＳ（Pervasive Developmental Disorder Not Otherwise Specified：特定不能の広汎性発達障害）の人たちのなかには、思春期になって周りとの違いに気づき、周りに合わせることが大事だという価値観を身につけ、一見「普通」に振る舞うものの、実際は過剰適応で疲れ切っている……そういう方もいらっしゃいます。

以前から、摂食障害の患者さんは、どちらかというと聞き分けがよい優等生タイプが多く、気疲れしてしまうと指摘されてきました。そういった思春期の状態像は発達障害でも見られますが、発達障害の方の場合、「普通」らしくなるための努力自体、一般の人が優等生になるための努力に等しいのかもしれません。ですから、発達障害の特性が目立たないようにトレーニングをするという発想だけではなく、一見すると普通に見える行動を取ること自体、果たしてその人にとって本当に幸福なのか――臨床はそこまで考えるべきものではないかと思います。

青木 ええ、そうですね。実際、思春期・青年期の人たちを診ていると、とても些細なきっかけで――時にはきっかけさえないまま――ふっと動けなくなってしまう人たちに出会います。成長の長いスパンのなかで、いつも絶えず無理をして、周囲に合わせて、普通に振る舞おうとしつづけた結果、破綻してしまったのかもしれません。本人は物心ついてから一生懸命に努力してきたし、周りも期待してきたけれど、それは長期的なものだから、原因はわかりにくい。だから本人も気づきにくいし、周りの人にも原因を特定できない破綻にしか見えない。ただ、振り返ってみると、療育の場面でもその後の場面でも、どこか本人に過剰な負担を強いてきたのではないか、それが積もり積もっていったのではないか——そういった視点をもつことが、臨床においては大事でしょうね。

本田　私は、横浜市総合リハビリテーションセンターで二〇年臨床に携わっているあいだ、突然体が動かなくなって学校に行けなくなる人をあまり診たことがなかったんです。ところが、別の臨床現場に移った後、本人も学校は好きだと言っているのに、ある朝起きたら学校に行けなくなる人たち、本人も周囲も理由がわからないまま不登校になる子どもを診る機会が増えていきました。そして大学病院に来てみると、そういう人が本当にたくさん来談するんですね。もちろん全員ではありませんが、なかには発達障害の特性があると思われる人もたくさんいます。発達障害の人は自分のことを第三者視点で見る力がさほど強くないですから、殊に小中学生くらいだと、本人も自分のことがよくわからない。だから「今、自分は疲れているんだ」とも思えなくて、あると き突然、体が動かなくなって寝込んでしまったりする。

青木　そう、まるで電池が切れたように体が動かなくなるんですよね。しかし、よく見ていくと、数年倒れていたけれど、むくっと起き上がって、数年頑張って、また急に電池が切れてしまう方に出会うこともあって、これはなかなか難しいなと。

思春期以降に相談機関や医療機関を受診する方のなかには、周囲に合わせて普通に振る舞おうとする人が少なくないと思いますね。ただ、もしかすると、あまり無理をさせないとか、過剰なトレーニングをさせないといった配慮が、小さい頃からきちんとなされている場合だと、少し違ってくるんじゃないかな。

本田 そうですね、発達障害の人には、ちゃんと「息抜き」を教えることが大事だと思います。自分が関わってきた早期療育の現場でも、時にはやや厳しくトレーニングすることもあったのですが、構造化された設定で何かを教えたりトレーニングをしたりする時間は支援全体のほんの一部です。二、三時間という枠のなかで、構造化されたプログラムを実施するのはせいぜい三〇分ほどで、残りのほとんどの時間は自由に遊んでいる。職員も子どものペースに合わせて楽しく遊ぶし、子どもが好きでハマっているものには「面白いね」なんて言いながら見ているわけです。要所要所で教えたりトレーニングをしたりすることはあるのですが、上手に自分の気持ちを発散させる場をつくって、楽しむことを保障しながら支援をしてきました。思春期に燃え尽きてしまう人、突然エネルギーが切れてしまう人は、上手に息抜きをして充電する術を身につけてこられなかったのかもしれませんね……。

青木 上手に休んだり、好きなことをしたり、気持ちを切り替えたり……そういうことって本当に大切ですから、成長するなかでしっかり身につけてほしいなと思います。

三　何かをしながら仲良くなる――コミュニケーションの作法

青木　小学校高学年くらいになると、仲間ができたり教室にグループができていきますよね。そのとき、うまく集団に入れずに孤立して、そのことに苦しみ、時にはいじめられていると感じてしまう子どももいます。思春期の仲間形成の動きが強くなる一方で、自分の場所をもてない、あるいは友人関係をもてないわけですね。なかには孤立なんてまったく気にしない人もいるけれど、ひとりでいることを気にしている人は多くて、どこかで人とのつながりを求めている。ふとしたきっかけで、ちょっと気が合う友達ができると、その時期をしのぐことができて、そこから本人なりのネットワークを拡げられるようになる。あるいは学校の先生が声をかけてくれて、それが支えになって思春期を乗り越えていく子どももいます。

一方で、そういうきっかけが自分からはつくれず、周りからもうまく提供できなくて、学校という場に入れなくなる子どもたちもいます。私たちとしてはそういう子どもたちに、負担のない形で人とのつながりを感じられるものを提供したいところです。

本田　青木先生はご著書『思春期の心の臨床』のなかで「たまり場」をつくった話を書かれていますね。従来の思春期・青年期の「たまり場」は、あまり構造をつくらない、「いつ来てもいい、いつ帰ってもいい」というゆるやかなもので、そこで人との接点が生まれてもいいし生まれなくてもいい、むしろ自由をよしとしていた。発達障害の方の場合、そういう場が合っている人もいるとは思いますが、他方で、「何もすることがないと、何をしたらいいのかわからなくてつらい」という方もいる。ですからスタッフの企画でも当事者の企画でも、「たまり場」のテーマを決めたほうが、モチベーションが上がる方もいるようですね。私が一〇年前から運営している余暇活動の会でも、何かテーマがあると来てくれるけれど、テーマがないと参加してもらえないんですね。

つまり、多くの人はまず仲良くなってから何かしようと考えるのですが、自閉スペクトラムの人たちは真逆で、まず何かすることがあって、それを行っているうち、ついでに仲良くなるという感覚で人との接点が生まれていく。さらに、ひとたび人間関係ができても、それを維持することは目標にしないようですね。一緒に何かしているときは仲が良いけれど、それがなくなれば特に連絡を取らなくてもいい、というのがベースラインになっている。

一方、人とつながりたいと思うようになると、今ある関係を維持しないといけない、しかしどうすればいいのかわからず、SNSでコンタクトを取りすぎて相手に引かれてしまったり……そういったトラブルが起こりやすい。ですから、人付き合いを目標にした場合、そのために何をどう調整していくのかということは、相当に援助が必要だと思っているんです。

青木　僕が『思春期の心の臨床』を書いたのは二〇〇一年で、新訂増補版の出版が二〇一一年、そして今回（二〇二〇年）が三回目の改訂になります。初版を書いたときには、「たまり場」などの居場所はできるだけ自由なものがいいし、メンバーの自発性に支えられているほうがいいと考えていました。その後、本の内容を書き加えていくなかで、今では「形」があることが大事だと考えるようになっています。たとえば、そこに行けば物をつくる時間が一時間ほどあるといった、いわば作業療法のような「形」です。何かテーマがあって時間も決まっている「形」のある集団のほうが利用しやすい人が、はるかに増えてきていると思います。雑談は苦手でも、物をつくりながらだと質問をしたり何気ない言葉が出たりする。「あなたは何に困っているの？」と言っても言葉が出てこない診察室でのコミュニケーションより、作業をしながら言葉が出てくるコミュニケーションのほうが大切なのかもしれません。

作業をしながらコミュニケーションが生まれ、人との接点も生まれてくる。コミュニケーションして信頼関係を築いてから何か始めるよりも、順序は逆のほうがいいようです。相手の言葉が出てくるのを待つよりも、一緒に何かをすることから始めていくのが大事だなと思うようになったんですね。

本田　まったく同感です。思春期の人は親に連れてこられることが多いですから、半数以上は自発的に診察室に来ていないですよね。だから「何に困っているの？」なんて聞いても、けんもほろろで相手にしてくれない。そこから入ったらまず失敗しますよね。

四　心よりも生活を――治療目標の共同探索

本田　私は基本的には初診のときに、嫌いなことや苦手なことを聞くことは手短に済ませて、必ず本人の好きなことや得意なことを書いてもらっています。そのほうが話題が膨らみやすいですからね。「野球が好き」と書いてあったら、「どのチームが好き？」と聞きながらちょっと掘り下げていく。「話を聞いてくれるんだ」と思ってもらえると、困ったことなんて全然話さないのに、野球の話を滔々と語り出したりもする。これが一緒に何かをすることになっているのかもしれませんし、ある種の信頼関係が生まれている気はします。

青木　好きなことを尋ねるというのはとても良いですね。五〇代六〇代くらいの大人でも、症状について尋ねると口が重くなるけれど、好きなことや趣味を尋ねているうち、どんなふうに仕事に取り組んできたか、これまでどんなふうに生きてきたのか、つまり生活史が浮かび上がってきますから。生活史をダイレクトに聞いてもなかなか言葉が出てこないけれど、好きなことを聞くなかで、何をしているときに人生が楽しめるのか、どんなときに幸せだと感じるのかが見えてきて、そこから治療目標も見えてきますね。

本田　反対に「過剰適応」をしている人の場合、好きなことに打ち込む時間がまったくなかったりしますよね。発達障害の人で、休みの日は何をしているのか尋ねると、「カウンセリングで教えてもらったSSTの復習をしています」などと答える人が時々います。そのような人たちは、何を楽しみに生きているのか見えなくて、本人もとてもつらそうなことが多いと感じています。今の世の中は、やらなきゃいけないことだらけで、誰もが少し背伸びをして、過剰適応気味に行動することが要求される社会になっていて、発達障害の人はそのプレッシャーをより強く受けているのだろうと思います。だからせめて「休みの日はゆっくりしよう」「好きなことで時間を過ごそう」といったことを、一言伝えられたらいいなと思うんです。

青木　時々、一日の過ごし方を記録したノートなんかを持ってきてもらうと、朝から夜まで分刻みのスケジュールがびっしり書いてあって、「この人はどこで一息ついているんだろう？」と感じることがあるのですが、どうやら息抜きの時間は思わぬところにあるらしいんですね。たとえば、病院の帰りがいつもフリーの時間になっていて、いろいろな通りを歩きながら「今日はこの店にしよう」と探索をすることが楽しみの時間になっている。診察が終わるとほっとするんでしょうか。

何かを探索したり、面白そうだと思えるものに時間を使うことを、われわれ支援者が応援していくのも大事ですよね。さり気なく「今日はどこに寄るのかな？」「今日は何か探したいものがあるの？」と聞いてみて、「そんなことをしてもいいんだ」「そういうことが大事なんだ」ということを、いろいろな形で伝えていくのが大事なように思います。人によって違うとは思うけれど、生きていくことをその人なりに楽しんでもらいたい……そんな思いがあるんです。

本田 診察の帰り道が楽しみの機会になっているというのは、とても象徴的ですね。ある意味、青木先生の診察が憩いの場になっていて、だからこそ帰り道はちょっと気持ちが大きくなって、「寄り道しようかな」と思えるわけですから、とても治療的ですよね。私は主に思春期以前の子どもを診ていますが、多くの場合、子どもたちは決して私に会いに来ているわけではないのですよ。帰りにどこかでお母さんと一緒にごはんを食べて帰るのが楽しみで来ている子どもは結構いて、それが実は親子関係を修復する重要な鍵になったりもする。つまり、単に何か課題を見つけて宿題を出すのが診察の場ではなく、診察に行くことで気持ちが少し楽になる場にしていくことは大切ですよね。

青木 僕はね、どのように診察室に来て、どのように帰っていくのか、ということに昔から興味があるんです。帰りに寄り道ができるようになった人は、随分ゆとりが生まれてきた感じがするし、そこを拠点に探索したり寄り道の範囲が拡がったりする。そういった変化を見ていると、いろいろなものに目が向くようになってきたのかなと思えてくる。診察というものはあまり大したことはできなくて、どのように来て、どのように帰るか……それを豊かにしていくことも診察のひとつだと思っているんです。

本田　私、ラーメンが好きなので、患者さんがラーメンを食べて帰ると話したときは、「今度あそこの店に行くといいよ」なんて話をしたりするんです。そうすると後日「行ってきました」と話してくれることもあって、しばらく診察が毎回ラーメンの話で盛り上がったりして……案外、そういうことが突破口になったりしますからね。

青木　そうですよね。相手をいたわるような何気ない言葉を投げかけるにしても、「あそこの店、ちょっと遠くない？」「今日は寒いから気をつけて行かないと」と言葉にしたり、もっと具体的に「あのバス停からホームセンターまではちょっと歩くよね」「あの道はちょっとごちゃごちゃしているから気をつけないとね」と話をするといいですよね。いたわる気持ちを、具体的なことに乗せて伝えることが大事だと思うんですね。単に「つらいでしょう」とか「無理しないでね」という言葉だけでは伝わらないから、その人が歩いていく道を具体的に考えながら、「このあいだ、僕もその店に行ったけど、こんな面白いものがあったよ」と言ったりする。すると本人から「もう僕も知っています」という返事があるかもしれない。そういった具体的な接点が、実は大事ではないかなと思います。

きっと、治療者・支援者が自分の日常と青年・若者の日常生活を重ねるといいのでしょうね。診察で具体的なことを語らないほうがいい人もいるとは思うけれど、自閉スペクトラムの子どもたちについては、相手を気遣う言葉をかけるにしても、より具体的に、日常生活に即して伝えていくことが大事だと思うんですね。

本田　かつて私は東京大学の精神科で研修をしていて、特に一年目、二年目は生活臨床を結構勉強しました。いまだにあの頃の影響は大きくて、生活を把握する、生活からきっかけを見つけるという発想は、ずっと残っています。生活というのは具体的なものですから、どのような家に住んでいるのか、誰がどの部屋で寝ているのか、家具がどう配置されているのか、何を大切に持っているのか、そういうことからその人の生活が見えてくる。そこから、どこに手を入れるのが本人にとって一番いいのかということも考えやすくなると思っているんです。

青木　心そのものを診るよりも、生活を聞いていきながら、「ここは困るだろうな」「ここは不便だろうな」と、その人の生活をどれだけありありと描けるか、ということですね。あるいは心の悩みよりも生活の悩みを話してもらったほうが、本人との接点になるのかもしれません。

五　沈黙とキャッチボール——言語化をめぐる考察

本田　少し話題が変わりますが、発達障害の人たちが時代とともに見え隠れするなかで、青木先生は、思春期・青年期臨床における治療や支援にどのような変化が起こっているとお考えでしょうか？

青木　思春期以降を専門にする臨床家には、これまで「言語化信仰」というようなものがあったように思います。つまり、本人が自分の悩みに気づいているかどうかは別として、それを何らかの形で言葉にして話ができるようになることが、症状から解放されて楽になるためには必要だという考え方です。ですから、目の前にいる子どもたちが沈黙していると、その沈黙の後ろには何かが隠されている、あるいは潜んでいるのではないかと考え、それが言葉になるのを待ったり、時には長い沈黙を共有したりすることが重視されてきました。

それが大事な場合はもちろんあるのですが、言語化を強いてはいけないと思うんですね。しゃべりにくい人には、しゃべりにくい事情がある。言葉にすることが苦手なのかもしれないし、恐怖があるのかもしれない。僕も最初の頃は、長い沈黙は本人にとって大事なものだと思っていた時期もあったのですが、もしかすると言語化のプレッシャーみたいなものを与えていたのではないかと、今では反省しています。

その後、言葉にすることを優先するのではなく、言葉が出てこないときには「この人はどのような場面だったら言葉が出てくるのだろう」と考えるほうが意味があるのではないかと考えるようになりました。たとえば僕の経験では、診察室ではしゃべらなかったけれど、診察を待っているあいだ、看護師にはきちんと話ができているし、作業療法や心理カウンセリングなど場面設定が変わると、作業をしながら少し言葉が出てきたりする人がいました。あるいは、僕の前では一言もしゃべらなかった人が、就労支援で一緒にハローワークに行く道筋で、ぽつりぽつりと話をしたりする。そういったことは、僕の診察よりはるかに精神療法的ではないかと思うことがあります。

一方で、言葉のキャッチボールを丁寧にしていくこと、すなわちその人自身の言葉で興味のあることが語られ、他人と言葉でやりとりができる体験を積み重ねていくことも、やはり大事です。抽象的な悩みよりも、好きな食べ物の話といった具体的な話のほうがキャッチボールができるようですね。本人がちょっと興味のある好きなことを介して、一見すると意味がなさそうなキャッチボールをしていくこと、しかも投げたボールが相手に伝わって、返事があって、また自分からボールを投げ返していくこと――そういうキャッチボールは、やはり大事ではないかと思います。

本田　たしかに、普段はアニメの話くらいで、ほかのことは何を聞いても見向きもしなくて、話が終わったらさっさと席を立って遊びに行っていた子が、中学生になって、何かの拍子にあらたまって「相談があるんだけど……」なんて言ってくることはあります。聞いてみると、一言二言、『友達がどうしたこうした』みたいな話で、こちらには言っていることがさっぱりわからず、その子の母親に聞いてはじめて詳細がわかったりする。それで「あとはお母さんに任せたから、俺は遊んでくる」と言い放ってどこかへ行ってしまう……ですが、そこには本人が言葉にして自分の悩みを話す瞬間が訪れていて、その前後で診療に向かう本人のスタンスが随分変わる、ということを経験するんですね。

ですから、彼／彼女なりの言葉の重みがあると私も思っています。自分の思いを語り尽くせるほどには育ちにくいことも多いのですが、言葉で相手にメッセージを伝える意欲が立ち上る瞬間があって、そこにわれわれは立ち会うことがある……そういった印象があります。

青木　そうですね。言葉というものは苦手な領域かもしれないけれど、苦手なりに言葉で自分の苦しさを人に伝えて、言葉がそれを伝える道具になりうる体験を積み重ねることは、とても大事ですね。それがSOSを出して助けを求めることにもつながるかもしれない。長く饒舌にしゃべるわけではなくて、一言二言ではあるけれど、困っていることを今まで人に伝えたことのない子が、初めて人に伝えたという経験になるわけですからね。

本田　ええ、とても不思議ですよね。自閉スペクトラムの子で、困ったときだけ、本当にあっさりと言葉にして、次に会うときには困ったことを解消していたり、かなり真剣に悩んでいたように見えるのに、「もうあれは大丈夫だから」なんて言って、すぐどこかに遊びに行ってしまったり……そういったことを繰り返しながら成長しているのでしょうね。

青木　そうすると、診察時間を長くして、そこで話したことに意味があるという観念にとらわれないほうがいいのかもしれません。時間を確保した面接構造にこだわるのではなく、ふっと立ち寄って、言葉にして、帰って……というような。しっかりとした面接も大切ですが、その「隙間」に出てくることもあるように思いますね。たとえば帰り際、面接が終わったときに突然振り向いて、ちょっとだけしゃべる……そういうことも結構ありますよね。

本田　帰り際に一番大事なことを語るという場面は、私もよく経験します。あれは面白いのですが、「それ、早く言ってよ」と思うこともあります。あわてて引き戻して「もうちょっと詳しく教えてくれる？」と聞くこともありますし、次に回すときもあるのですが……。

青木　そうなんですよね。大事なことを最後に語る人って、本当に多いですね。それも席を立って、最後、扉を開ける前にちょっと振り向いて言う……「刑事コロンボ」じゃないですが、そんな感じの方は多いですね。

六　思春期を〈斜めから〉乗り越える――思春期心性と仲間関係

本田　ひょっとしたら今の話とも関係するかもしれませんが、いわゆる「思春期心性」と呼ばれるものがありますよね。これは思春期の葛藤を含むもので、自閉スペクトラムの人たちにもないとは言えないけれど、「思春期心性」だけではとらえきれない、ある種独特な思春期の乗り越え方が彼／彼女たちにはあるのではないかと思うことがあります。自閉スペクトラムの特徴が強い人たちは、基本的に「真面目」ですよね。思春期に親世代との葛藤はあるにせよ、あえて社会の規範から逸脱するような衝動には駆られにくく、基本的には安定を好むところがあります。

　他の子どもたちは「思春期心性」の時期に入って、グループをつくるようになると、まあグループというものは往々にしてやや排他的になります。しかし、そういったグループの排他性や、あえて教師に反抗したり校則を破ったりする人たちになじめずに孤立感を味わう……そういう方々がいる気がします。むしろ自閉スペクトラムの特徴が強ければ強いほど、「思春期心性」に固有の価値観に興味がないと言えばいいのか、思春期だからといって大きく逸脱もしないで、そのまま大人になってしまう人がいる。

　自閉スペクトラムは異なる「種族（tribe）」ではないかと私が言っているのは、まさにその観点からです。発達の仕方が若干違っていて、それが思春期の乗り越え方にも表れているのではないかと思うんです。

青木　とても不器用な思春期の乗り越え方をする方、要するに０か１００かといった形で揺れ動きながら乗り越えていく方に出会うこともあります。もうちょっと柔らかく乗り越えられないのかなと思うけれど、激しく親にぶつかったり極端に甘えたりして、親に対しても０か１００かという揺れ動きを示しながら、激しい不安定な時期を経て乗り越えていく方にも出会います。そして、ひとりで思春期を独特の形で乗り切る人もいます。あるいは、正面から衝突してしまうし、手加減がないし、ちょっと不器用なのだけれど、この人なりにもがいていると感じられる人もいるし、確かにいろいろですね。本田先生がおっしゃるように、一律の思春期の乗り越え方というのはちょっと考えにくいし、いろいろな人を診るにつれてわからなくなってきます……。

本田　それに、表面的な友達付き合いはできている人もいますが、グループのメンバーたちといつも一緒にいるようなグループ形成はうまくできない方は多いようです。その意味では、同世代の友達同士で要領の良さみたいなものを身につける時期を逸してしまうのかもしれません。だから場数をこなしていないと言いますか、オール・オア・ナッシングになってしまう印象があります。

青木　また別の一群もいるようですね。数人の集団のちょっと目立たない周縁にいて、そこに自分の居場所を見つけて、自分なりの所属感を手にしながら思春期を乗り越えていく人たちです。自閉スペクトラムの特性が少し薄い人たちの乗り越え方ということでしょうね。

本田　今おっしゃったような方とお会いした経験は私にもあって、友達関係で相談を受けたところ、「自分には結構仲の良い友達が何人もいる」とおっしゃるんですね。詳しく聞いてみると、一〇人ほどいる友達グループのうち五人くらいはいつも一緒に遊びに行く仲間だけれど、残る五人は時々呼ばれるだけのメンバーで、自分は後者のメンバーだから、どうすれば前者の五人に入れるのか、という相談でした。それは青木先生がおっしゃるように、ちょっと周縁領域に自分の居場所があるタイプなのでしょうね。

青木　学校での集団のなかに自分の居場所を見つけられるかどうかが、小学校高学年から中学校を乗り切っていくうえで死活問題になる子どもは少なくありません。そうでないと休み時間なんかもずっとひとりで過ごさないといけないですから。それはきっと苦しいことですよね。

七　発達障害とパラダイムシフト——変わるべきは本人か？　環境か？

本田　青木先生はご著書のなかで、薬物療法は最後の手段であると書かれていますね。先生から服薬を勧めることはないのでしょうか？

青木　僕から勧めることは少ないと思います。自閉スペクトラムを中心とした思春期の子どもへの投薬は対症療法で、根本を変えるものではないと思っていますから。それよりも環境調整や本人との話を大事にしたいんです。ただ、あまりに混乱していて、本人がゆとりを取り戻さないと本人も周囲も混乱が収束しないときには、薬物療法を提案することもあります。「あなたの頭のなかが少し興奮してピリピリしているから、お薬を試してみませんか？」「こういうお薬をこれだけ出そうと思います。少し役に立つようだったら続ければいいし、薬に立たなかったら、また違うお薬を提案するかもしれないし、もうそれで薬のことは考えないかもしれないし……」と話すようにしています。

本田　ありがとうございます、とても参考になりました。実は私もほとんど同じ考え方なんです。

青木　ただ、もうひとつ話しておきたいことがあります。思春期の自閉スペクトラムにおいて大きな問題になっているのは、これまでのアプローチの多くが、本人を変えるものだったということです。精神療法もそうですし、本人の興奮や敏感さを和らげるという点では薬物療法もそうかもしれない。

それに対してもうひとつのアプローチは、環境のほうを調整して本人に合わせていくものです。発達障害の子どもたちを診るときに、特に本人が混乱しているときには環境調整が第一選択です。まず環境を調整して、次に本人が少し変われるところがあるとすればどのくらいかと考える。本人が変わるか環境を合わせるかという比率は、その時々によって違ってくるとは思いますが、思春期以降あるいは成人期でも、本人の変化を求めすぎると、病状が悪化したり慢性化したりすることを経験してきました。児童期の臨床家にとっては当たり前の発想かもしれないのですが、思春期臨床においても徐々に、目の前のこの人に合った環境のことが考えられるようになってきました。

本田　それは、発達障害概念が臨床現場に入ってきた影響も大きいのでしょうか？

青木　非常に大きいと思いますね。

本田　なるほど。私はそのことには気づいていませんでした。発達障害の場合には家族へのアプローチがとても重要で、私は、患者さんが何歳でも基本的に家族と面談を行うようにしてきました。中学二年生くらいまでは本人との話が二割、家族との話が八割ほどで、高校生以降だと本人の話の割合がもうちょっと増えますね。高校生以降に初診で来た方の場合、最初の数回は家族だけに来てもらって、生育歴を一度すべてうかがって、家族がどう育ててきたのかを洗い直す。そのくらい環境を重視してきたと思っています。

青木　成人精神医学の発想では精神療法や薬物療法が基本にあって、あくまでも本人が変わることがメイン、環境調整は補完的に考えられてきたと思います。ただ、発達障害圏の人たちの適応の問題、適応障害やそれに関連した問題ですと、環境調整だけであっという間に解決してしまうこともあって、本人が変わるか環境を調整するか、その割合が変わってきます。ただ、どうしても環境が変わらないときには本人が変わることを考える場合もありますから、その人に応じて柔軟に考えたいですね。

ただ、僕はいつも復職に関して職場の人とぶつかることが多くて……それは、自閉スペクトラム傾向がある人は、休職して元の職場に戻るのが負担になることが少なくないからです。復職する場合でも、元の職場ではなく、ちょっと職場を変えて、たとえば知り合いの先輩がいる職場にしたりすると、何事もなかったように元気に復職できる方もいます。ですが、やはり元の職場に戻って同じように仕事ができるようになるのが良くなることだ、という発想は根強い。できるかぎり環境を本人に合わせることは、思春期や成人期の臨床にも求められるべき発想ではないかと思います。

本田　成人の精神科の医師は、僕らから見ると生育歴や家族背景をあまり聴取しないんですよね。紹介状やケースカンファレンスのデータを見ていても、最近では発達障害の可能性があると細かく見る人も多いのですが、一般精神科の問診票ではそのあたりの記載がさらっとしている。

私の場合、親の学歴や会社名や仕事の内容も含めて、なるべく家族関係の情報を聴取します。どういう理想をもって子育てをしてきたのかということも、子どもの人格形成に大きく影響しますから。そもそも成人してから初診する方の大半は、発達障害の特性よりも適応障害、つまりうつや不安のほうが表に出ています。発達障害の特性があって、環境と合わなくて、それによって反応性の症状が現れていると考え、環境側にある問題を断つ発想をしたほうが、本人にとっても楽ですし、余計な薬も使わなくて済むと私は思うんです。

青木　おっしゃる通りですね。今までの成人精神医学は本人の変化を中心に考えてきたから、症状を中心に病気をとらえて治療するという発想が主流でした。ですが実際には環境の与える影響は非常に大きい。発達障害概念は、こういった考え方の変化をもたらしたと僕は思っています。

これまでは、思春期の患者さんに「周りの人が僕の悪口を言っている」といった被害関係念慮のようなことを言われたら、統合失調症をメインに鑑別診断をしていたけれど、今ではそういった人に出会うことはきわめて稀になってきました。ベースに発達障害、あるいは発達障害とトラウマがある方が多数派です。対人関係の孤立などをきっかけに被害的になったり、時に幻覚妄想状態にまで至ったりするような場合、実はこの人には発達障害の特性やそれに由来する苦手分野があって、そこに負荷が加わって、こんなに困った事態に陥り、それが幻覚妄想といった異常体験を引き起こしたのではないかと考えられるような例が増えてきたのです。従来の成人精神医学から見れば何らかの精神疾患と診断されるところを、何らかの負担に反応している状態ではないか、何らかの環境に苦しんで起こったことではないかと、患者さんに起こったことを追体験するところに目が向いてきたのは、発達障害概念が教えてくれた大事な視点だと考えています。

本田　統合失調症のように見えるけれど実は違うというご指摘は、私もとてもよくわかります。陽性症状のように見えるけれど、統合失調症の思考の障害、つまり連合弛緩に相当する要素はあまりなく、どこか一本筋が通っている。彼／彼女なりの「理屈」があって、本人の「理屈」の線から考えるともっともなことも多く、こちらがその「理屈」に乗って整理をしていくと、統合失調症のようには症状が進行しないという印象があります。不適応感覚のようなものが残る場合はありますが、いわゆる陽性症状がさほど目立たない状態を維持できて、薬もほとんど必要がない方はいらっしゃいます。

青木　精神病状態と言われるような混乱状態に陥っても、負荷になっている環境から離れることで、数日のうちに症状が消失していく人に出会うことも稀ではないですね。こういった治り方、改善の仕方というものは、今までもなかったわけではありませんが、それほど多くはなかった。これまで言われてきた統合失調症の経過、病気の発症から治療による改善という定型からは外れた、ある種の反応性の状態と理解する視点を、日常臨床のなかでもたなければいけないですね。

本田　ちなみに、双極Ⅱ型との関連についてはいかがでしょうか？　内因性と考えるよりは心因性の要素が多い、ただ現象としては軽躁と抑うつが一過性に（phasic）表れてくる人たちがいる気がしていて……それもやはりイベントに連動しているんですね。たとえば、自分の好きなことが始まると途端に盛り上がって軽躁的になるけれど、ちょっとした仕事のトラブルなどがあると抑うつ状態になって、うつ状態がしばらく続く人たちもいます。症状だけを見ると双極Ⅱ型と診断できそうですが、どこかちょっと違うんじゃないかと思いながら、経過を診ている人が何人かいらっしゃいます。

青木　本田先生がおっしゃる通りだと思います。僕は「反応性双極性障害」という言葉をつくってもいいんじゃないかと思っているくらいです。頑張らなければいけないと思うとスイッチが入ったように気分が盛り上がり、やがて逆に疲れが出てくるように気分が沈んでいく……。自然な気分変動に見えるくらいで収まる人もいるし、もう少し気分変動が強くなる人もいる。さらに人生で負荷が加わると躁状態、あるいはⅠ型の双極性障害と言っていいほどになる人もいる。ずっとそういう人たちを診ていると、ちょっとした気分の高まりと双極Ⅰ型・双極Ⅱ型が連続しているように見えるんです。それほど明確に分けられるものではなくて、どこかつながっていて……「反応性双極性障害」と言ったほうがいいのではないかと思うのはそういうわけです。そういう人も環境が少し落ち着いてくるとピタッと気分の波が止まったりしますから、本田先生と同じようなことを僕も経験しています。

本田　やはりそうですよね。こういう話はなかなか聞けませんから勉強になります。

青木　大人の精神科臨床も、発達障害を視野に入れることによって「ものの見方」が変わっていきますね。本人が変わるか周りが変わるか、ということもそうです。固有の精神疾患についても、ベースに脳の問題があると思っていても、実は思わぬところに反応した結果だったり……発達障害という考え方は、実にいろいろなことを教えてくれる気がします。今日は本田先生にお話をうかがって、頭が整理されて勉強になりました。

［二〇二一年一月二三日――オンライン配信］

追記

この対談録は、青木省三『思春期の心の臨床［第三版］』（金剛出版［二〇二一］）刊行記念オンライントークイベント「児童思春期臨床で一番大事なこと――発達障害をめぐって」（二〇二一年一月二三日開催）の記録に、適宜編集を加えている。

あとがき

精神科医という仕事とは、どういうものなのだろうか。将棋では、盤面の先の展開を読みながら次の一手を指すという。有効なように見える一手が敗因になることもあれば、無駄なように見える一手が生きてくることもあるらしい。精神科も同様で、患者さんの生きてきた歴史と生きている生活の全体を読みながら、次の一手である薬物療法や精神療法、そして環境調整や生活支援などを考える。全体を読み誤ると、それぞれの治療や支援が予想外の展開をもたらすことがあるし、時にはマイナスの結果を生むことさえある。そういう全体を読む力が、精神科医には求められている。

人の心に働きかける精神療法とは、どこにあるものだろうか。実際に困っている患者さんの手に届かないところにあるものとしたら、それは精神科医の仕事としてはどうか。精神療法は日々の慌ただしい診療に生きてくる、実用的なものでありたい。そんな日常臨床における精神療法というものがあると、ずっと思ってきた。芸術のような精神療法のよさとその大切さもわかるが、誰でも利用できる普段使いの精神療法というものを筆者は磨いていきたい。普段の臨床の中で、地味で目立たなくてもじんわりと力を発揮するような精神療法である。

本書は、慌ただしい時間の流れる大学病院と久しぶりに戻った単科精神科病院での臨床経験をもとに、考えたことをまとめたものである。いずれの病院でも生きる基盤の脆弱な、護りの薄い患者さんが増えてきた。それとともに、病像や経過も、そして求められている治療や支援も変わってきたように思う。四十数年の間に、精神医学も精神医療も、そして精神科医という仕事も大きく変わってきている。そのような変化を少しでも捉えることができていたらと思う。

筆を置くにあたり、刺激的な対談の転載をご快諾いただいた本田秀夫先生に、そして、このような機会を与えていただいた、金剛出版 立石正信氏に、心よりお礼申し上げる。また、いつも仕事を助けてもらっている公益財団法人慈圭会 慈圭病院の同僚とスタッフの皆さまに、また、そして至らぬ私を応援してくださった患者の皆さまに、心より感謝申し上げる。人は皆、支え合いの中に生きているのだと思う。本書が皆さまの日々の臨床に、少しでも示唆を与えるものがあることを願ってやまない。

二〇二三年　七月

青木省三

村田豊久（二〇一六）『新訂自閉症』日本評論社
中井久夫（一九八二）「働く患者――リハビリテーション問題の周辺」吉松和哉編『分裂病の精神病理11』東京大学出版会
中井久夫（一九八二）『精神科治療の覚書』日本評論社［新装版二〇一四］
中井久夫（一九八四－一九九一）『中井久夫著作集全六巻　別巻2』岩崎学術出版社
中井久夫（二〇〇四）『徴候・記憶・外傷』みすず書房
中井久夫・山口直彦（二〇〇四）『看護のための精神医学　第二版』医学書院
Schulte, W.（一九六八）（飯田眞・中井久夫訳［一九九五］『精神療法研究』岩崎学術出版社
髙橋脩（二〇二二）『発達障害児と家族への支援』日本評論社
清水將之（二〇一〇）『子どもの精神医学ハンドブック　第2版』日本評論社
滝川一廣（二〇一二）『学校に行く意味・休む意味』日本図書センター
山下格（二〇一〇）『精神医学ハンドブック第七版』日本評論社
カール・ヤスパース（西丸四方訳（一九七一）『精神病理学原論』みすず書房）

文　献

青木省三（二〇一一）『時代が締め出すこころ』岩波書店
青木省三（二〇一二）『ぼくらの中の発達障害』筑摩書房
青木省三（二〇一四）『精神科治療の進め方』日本評論社
青木省三・村上伸治編（二〇一五）『おとなの発達障害を診るということ』医学書院
青木省三（二〇一七）『こころの病を診るということ』医学書院
青木省三（二〇一八）『「趣味人」として生きる』そだちの科学31号
青木省三（二〇二〇）『ぼくらの中の「トラウマ」——いたみを癒すということ』筑摩書房
青木省三・村上伸治・鷲田健二編（二〇二一）『大人のトラウマを診るということ——こころの病の背景にある傷みに気づく』医学書院
青木省三（二〇二二）『ぼくらの心に灯ともるとき』創元社
井村恒郎（一九五二）『心理療法』世界社
神田橋條治（一九九五）『追補 精神科診断面接のコツ』岩崎学術出版社
牧真吉（二〇一六）『自閉症スペクトラムの子どもと「通じる関係」をつくる関わり方——言葉に頼らないコミュニケーション力を育てる』明石書店
森田正馬（二〇〇四）『神経質の本態と療法——森田療法を理解する必読の原典』白揚社
村井俊哉（二〇二一）「精神医学の方法論」尾崎紀夫ほか編『標準精神医学　第8版』
村上伸治（二〇一七）『現場から考える精神療法』日本評論社
村瀬嘉代子（二〇一五）『心理療法の気づきと想像——生活を視野に入れた心理臨床』金剛出版

初出一覧

序にかえて――「こんなふうに考えてみたらどうだろうか」（書き下ろし）
支持的な面接のピットフォール　精神医学64-5, 2022
自戒していること　精神医学63-5, 2021
貧困と孤立と，こころの臨床　こころの科学224, 2022
思春期・青年期を診る精神科医としての，私の課題と難題　そだちの科学38-4, 2022
社会の中に生きる，「自閉症」のある人たち　発達161, 2020
支援の原則　小児内科, 2022. 7
精神科臨床と就労支援　臨床精神医学48-11, 2019
大人の発達障害と精神療法，そして森田療法　日本森田療法学会雑誌30-1, 2019
精神病状態を反応性という視点から考えてみたらどうだろうか――統合失調症と自閉スペクトラム症　慈圭会精神医学研究所紀要16, 2021
大人のトラウマの臨床から見えてくるもの　小児の精神と神経62-1, 2022
精神科臨床における大人の愛着障害　こころの科学216, 2021
人薬・時薬・楽薬（中国新聞に連載した短いコラムを集めたもの）2022
追悼・中井久夫先生　臨床精神病理，2022
〈対談〉児童・思春期臨床で一番大事なこと――発達障害をめぐって　臨床心理学21-4, 2021

著者略歴

青木省三（あおきしょうぞう）

1977年　岡山大学医学部卒業，同大学医学部附属病院神経精神科研修医。

1978年　慈圭病院（岡山市）。

1979-1992年

　　　　岡山大学医学部附属病院神経精神科医員，助手，講師。

1993年　岡山大学医学部神経精神医学教室助教授を経て

1997年　川崎医科大学精神科学教室主任教授。

2018年　公益財団法人慈圭会精神医学研究所所長，川崎医科大学名誉教授。

その間，1988，1990-1991年，英国ベスレム王立病院（青年期ユニット），モーズレイ病院，ロンドン大学精神医学研究所に留学。2006年オックスフォード大学グリーンカレッジ客員研究員。

[著書]

「思春期 こころのいる場所」岩波書店

「精神科臨床ノート」日本評論社

「僕のこころを病名で呼ばないで」岩波書店

「時代が締め出すこころ」岩波書店

「ぼくらの中の発達障害」筑摩書房

「精神科治療の進め方」日本評論社

「大人の発達障害を診るということ」（編著）医学書院

「こころの病を診るということ」医学書院

「ぼくらの中の「トラウマ」」筑摩書房

「大人のトラウマを診るということ」（編著）医学書院

「青年期精神科の実際」（編著）新興医学出版社

「心理療法の基本 完全版」（共著）金剛出版

「思春期の心の臨床（第三版）」金剛出版，他

精《せい》神《しん》科《か》医《い》という仕《し》事《ごと》
日《にち》常《じょう》臨《りん》床《しょう》の精《せい》神《しん》療《りょう》法《ほう》

2023年 9 月 1 日　印刷
2023年 9 月10日　発行

著者――青木省三

発行者――立石正信
発行所――株式会社 金剛出版
〒112-0005 東京都文京区水道1-5-16　電話 03-3815-6661
振替 00120-6-34848

印刷・製本◉精文堂印刷

ISBN978-4-7724-1985-7 C3011　©2023 Printed in Japan

JCOPY 〈㈳出版者著作権管理機構 委託出版物〉
本書の無断複製は著作権法上での例外を除き禁じられています。複製される場合は、そのつど事前に、㈳出版者著作権管理機構（電話 03-5244-5088、FAX 03-5244-5089、e-mail: info@jcopy.or.jp）の許諾を得てください。

思春期の心の臨床 第三版
日常診療における精神療法

［著］=青木省三

●A5判 ●並製 ●392頁 ●定価 **4,620**円
● ISBN978-4-7724-1795-2 C3011

思春期精神科臨床の要点を事例をまじえて詳述。
児童・思春期臨床四十年余にわたる
臨床経験が本書に凝縮されている。

クライエントの側からみた心理臨床
治療者と患者は，大切な事実をどう分かちあうか

［著］=村瀬嘉代子

●四六判 ●並製 ●488頁 ●定価 **3,960**円
● ISBN978-4-7724-1924-6 C3011

対人援助職の要諦は，
クライエントの生活を視野に入れることである。
クライエントとセラピストの信頼関係が成り立つ基本要因を探る。

心理療法の基本 完全版
日常臨床のための提言

［著］=村瀬嘉代子 青木省三

●四六判 ●並製 ●368頁 ●定価 **3,960**円
● ISBN978-4-7724-1400-5 C3011

心理療法において最も大切なことは？
卓越した二人の臨床家による
最高の“心理療法入門”［完全版］登場。

価格は10%税込です。

新訂増補 子どもと大人の心の架け橋
心理療法の原則と過程

［著］＝村瀬嘉代子

●四六判 ●上製 ●300頁 ●定価 **3,080**円
● ISBN978-4-7724-1087-8 C3011

心理面接の構造と実践技法をわかりやすく論じた旧版に，
著者の「最終講義」を併せて収録。
かくして本書こそ，村瀬嘉代子の臨床の真髄である。

新訂増補 子どもの心に出会うとき
心理臨床の背景と技法

［著］＝村瀬嘉代子

●四六判 ●上製 ●316頁 ●定価 **3,740**円
● ISBN978-4-7724-1800-3 C3011

「心理臨床で一番大切なこととは？」
厳しいプロフェッショナリズム的視点をもつ，
村瀬嘉代子という稀有な臨床家の思想の秘密を探る。

ジェネラリストとしての心理臨床家
クライエントと大切な事実をどう分かち合うか

［著］＝村瀬嘉代子

●四六判 ●上製 ●240頁 ●定価 **3,300**円
● ISBN978-4-7724-1637-5 C3011

心理臨床の現実は理論を超えている。
心理療法の基本となるものとは何か？
日常臨床に活用可能な臨床的知見を詳しく解説する。

価格は10%税込です。

精神療法の理論と実践
日常臨床における面接技法

［著］＝中尾智博

●A5判 ●上製 ●216頁 ●定価 **3,960**円
● ISBN978-4-7724-1912-3 C3011

強迫症などを専門とする稀代の行動療法家による，
日々の臨床における精神療法的接近を
目的とした治療的戦略の書。

精神療法の基礎と展開
「受容～共感～一致」を実践するために

［著］＝原田誠一

●A5判 ●並製 ●320頁 ●定価 **4,620**円
● ISBN978-4-7724-1822-5 C3011

「関わり」「伝える」技術のための臨床的知見を全編に網羅し，
精神療法の必要性～エッセンス～魅力を記して，
読者をサイコセラピーの世界へ誘う。

個人心理療法再考

［著］＝上田勝久

●四六判 ●並製 ●288頁 ●定価 **2,970**円
● ISBN978-4-7724-1942-0 C3011

「精神療法」での連載の単行本化。
著者が臨床の場で学んできたことを通じて
「個人心理療法」の技能の内実，有効性，価値を問い直す。

価格は10%税込です。